Memoria en forma

books4pocket

Jean Carper

Memoria en forma

100 ideas sencillas y eficaces
para prevenir el Alzheimer
y la pérdida de memoria
asociada a la edad

Traducción de Alicia Sánchez Millet

EDICIONES URANO
Argentina - Chile - Colombia - España
Estados Unidos - México - Perú - Uruguay - Venezuela

Título original: *100 Simple Things You Can Do to Prevent Alzheimer's And Age-Related Memory Loss*
Editor original: Little, Brown and Company, Hachette Book Group, New York

Traducción: Alicia Sánchez Millet

1ª edición en **books4pocket** noviembre 2015

Impreso por Novoprint, S.A.
Energía 53
Sant Andreu de la Barca (Barcelona)

Fotocomposición: Ediciones Urano, S.A.U.

ISBN: 978-84-15870-73-9
Depósito legal: B-19.540-2015

Código Bic: VS
Código Bisac: HEA032000

Impreso en España – *Printed in Spain*

A mi madre, Natella Carper, 1904-2000, un espíritu inspirador que vivió noventa y cinco años sin demencia, y un último año con lo que quizá fue una demencia vascular.

Y a mis hermanas, Joan Hickson y Judy Stevens, con quienes comparto una copia del ApoE4, uno de los principales genes de susceptibilidad para el Alzheimer.

Nota del editor

Como la misma autora dice, «en muchos aspectos, las investigaciones sobre el Alzheimer son una fascinante caja de sorpresas de teorías inciertas, a pesar de tener una sólida base científica. Todavía no se ha llegado a ninguna conclusión contundente sobre la causa y las intervenciones preventivas». De ahí que, a pesar de que este libro incluya medidas preventivas basadas en los trabajos de investigadores acreditados, la información y los consejos que aquí presentamos no deben considerarse como una forma definitiva para prevenir la enfermedad, sino como una guía de sugerencias que pueden ayudar a prevenirla. Este libro no pretende en modo alguno ser un sustituto de los servicios de un profesional de la medicina, ni tampoco está ideado para entablar una relación médico-paciente. La información que contiene es únicamente con fines informativos. Usted deberá consultar con su médico o profesional sanitario respecto a su salud, y revisar cualquier síntoma que puede requerir un diagnóstico o atención médica. Este libro está actualizado hasta junio de 2010, y a medida que surgen nuevos datos a raíz de las investigaciones, experiencias o cambios, parte de la información puede haber quedado obsoleta. Cualquier acción que emprenda el lector como consecuencia de leer este libro es responsabilidad suya. Usted debe consultar con su médico o profesional de la salud cualquier información que pueda leer aquí y seguir sus consejos profesionales. El editor ni representa ni garantiza ninguna de las informaciones aquí contenidas, ni se responsabiliza directa o indirectamente de ninguna queja, pérdida o deterioro resultante del uso de la información contenida en este libro.

La autora no es inversora, propietaria, asesora, escritora o administradora activa de ninguna de las compañías o empresas de suplementos dietéticos, ni se beneficia económicamente de la promoción o venta de ningún producto nutricional.

Índice

Introducción:
Qué podemos hacer mientras esperamos el remedio ... 16

1. Sé prudente con el **alcohol** 29
2. Piensa en el **ácido alfalipoico** y el **ALC** 32
3. Infórmate sobre la **anestesia** 36
4. Revisa tu **tobillo** 39
5. No temas a los **antibióticos** 42
6. Toma **alimentos ricos en antioxidantes** 45
7. Conoce el gen **ApoE4** 49
8. Bebe **zumo de manzana** 52
9. Cuidado con las **grasas desfavorables** 54
10. Mantén el **equilibrio** 57
11. Toma **frutos del bosque** todos los días 60
12. **Desarrolla tu cerebro** 63
13. Controla tu **presión sanguínea** 67
14. Hazte un **análisis rápido de glucosa en la sangre** .. 70
15. Manténte **activo** 72
16. No temas a la **cafeína** 75
17. Cuenta las **calorías** 78
18. Cuidado con la **enfermedad celíaca** 81
19. **Date un gusto** con el chocolate 83
20. Controla el **colesterol malo** 87
21. Come alimentos ricos en **colina** 90
22. Pasión por la **canela** 93
23. Di sí al **café** 96

24. Construye una «Reserva Cognitiva» 99
25. Sé consciente 102
26. Elimina el cobre y el hierro de tu cerebro 104
27. Come curry 107
28. Prueba la dieta DASH 110
29. Supera la depresión 112
30. Prevén y controla la diabetes 114
31. Consigue el diagnóstico correcto 117
32. Conoce los primeros signos del Alzheimer 120
33. Sé sociable y optimista 123
34. Cursa estudios superiores 126
35. Evita las toxinas medioambientales 129
36. Conoce la evidencia del estrógeno 132
37. Disfruta haciendo ejercicio 136
38. Sé extrovertido 140
39. Revísate la vista 142
40. Conoce los peligros de la comida rápida 145
41. Sí, sí, sí: come pescado azul 147
42. Toma ácido fólico 151
43. Haz una dieta baja en glucosa 154
44. Busca algo en Google 157
45. Sube tu colesterol bueno HDL 161
46. Evita los traumatismos craneales 164
47. Sé bueno con tu corazón 167
48. Mantén un buen nivel de homocisteína 170
49. Evita la inactividad 173
50. Procura evitar las infecciones 176
51. Combate la inflamación 180
52. Descubre buena información 183
53. Mantén niveles normales de insulina 186

54. Haz un **trabajo** interesante 189

55. Bebe **zumos** de todas clases. 192

56. Aprende a amar el **lenguaje** 195

57. Evita la **deficiencia de leptina** 198

58. No seas una persona **solitaria** 201

59. Vive **en pareja** 204

60. Conoce los peligros de la **carne**. 206

61. Considera tomar **marihuana**
    con fines terapéuticos 209

62. Practica la **meditación** 212

63. Sigue la **dieta mediterránea** 215

64. Reconoce tus **problemas de memoria**. 218

65. Sigue **activo mentalmente** 221

66. Toma algún **complejo vitamínico** 224

67. Refuerza tus **músculos** 228

68. Ve a **caminar por el campo** 231

69. Haz algo **nuevo** 233

70. Toma suficiente **niacina**. 236

71. Plantéate lo del **parche de nicotina** 239

72. Cautela con los **AINE** 242

73. Pasión por **las nueces** 245

74. Cuidado con la **obesidad** en la madurez 248

75. Busca ayuda para la **apnea obstructiva
    del sueño** 251

76. A por el **aceite de oliva** 254

77. Cuidado con las **grasas omega-6**. 257

78. Conoce tus **placas y ovillos** 260

79. Ten un **propósito definido en la vida** 263

80. **Duerme** bien por la noche 266

81. Olvídate del **tabaco** 269

82. Ten un círculo **social amplio** 271
83. No te olvides de las **espinacas** 274
84. Indaga sobre las **estatinas** 277
85. Rodéate de **estímulos** 280
86. Aprende a manejar tu **estrés** 283
87. Evita los **accidentes cerebrovasculares** 286
88. Reduce el **azúcar** 289
89. Bebe **té** 293
90. Cuida tus **dientes** 296
91. Revísate el **tiroides** 298
92. Cuidado con estar **demasiado delgado** 301
93. Evita la **demencia vascular** 304
94. Juega a **video juegos** 307
95. Ponle **vinagre** a todo 310
96. Toma suficiente **vitamina B$_{12}$** 313
97. No descuides la **vitamina D** 315
98. Controla tu **cintura** 318
99. **Camina, camina, camina** 321
100. Toma **vino**, preferiblemente tinto 324

En resumen: Tu plan contra el Alzheimer 327

Agradecimientos 338

Centros para el Alzheimer 342

Nota sobre las referencias científicas 347

Introducción

Qué podemos hacer mientras esperamos el remedio

Hay un divertido refrán que reza así: «De todas las cosas que pierdo, lo que más pierdo es mi cabeza». Por alguna razón, siempre me ha resultado inquietante, pero últimamente más que nunca. Hace unos pocos años, casi por accidente, cuando me hice unos análisis de sangre rutinarios para el colesterol, descubrí que tengo un gen que me hace muy vulnerable a desarrollar el Alzheimer. Lo mismo les sucede a mis dos hermanas menores. El gen ApoE4 lo tienen un 25 por ciento de los estadounidenses, y aunque no es el único gen asociado a dicha enfermedad, es el más potente de los que se han descubierto hasta la fecha.

Por supuesto, esto no significa que yo u otras personas que tenemos este gen estemos sentenciadas a desarrollar el Alzheimer. Pero al saber que había heredado esta diminuta bomba de relojería, que puede deconstruir lenta y metódicamente mis neuronas del cerebro y vaporizar mi intelecto, me he concentrado de forma excepcional en neutralizar esta amenaza para mi envejecido cerebro.

Quizá yo había presentido durante mucho tiempo que podía ser una candidata. Durante cuarenta años me he dedicado a escribir sobre temas médicos y de nutrición concentrándome en el aspecto del envejecimiento. He seguido de cerca los resultados de las investigaciones sobre el Alzheimer y la pérdida de memoria relacionada con la edad, desde las cada vez más numerosas e interesantes investigaciones sobre las causas bioquímicas básicas, hasta la nueva ola de investigaciones sobre cómo evitar, retrasar o incluso invertir la patología y los síntomas de la pérdida de memoria.

Cuando era la corresponsal médica de la CNN, hice un documental en la década de 1980 sobre las investigaciones científicas para curar el Alzheimer. El momento más impactante para mí fue cuando el célebre investigador del Alzheimer, el doctor Peter Davies, de la Facultad de Medicina Albert Einstein de la Universidad Yeshivá, se dirigió a un congelador y cortó una rodaja de un cerebro con Alzheimer que les habían cedido tras realizar una autopsia. Éste mostraba grandes huecos: grandes ventrículos generados por la enfermedad. «Como un trozo de queso suizo» dijo, poniéndome las gélidas sobras en mi mano. La imagen de ese cerebro enfermo permanece indeleble en mi mente. Muchas veces me he preguntado cómo actúa el arquitecto biológico de la enfermedad para crear esos huecos que privan al cerebro de sus funciones y de su humanidad, y si la ciencia conseguirá alguna vez detener o prevenir la destrucción que quizá ya se esté produciendo dentro del mío.

Afortunadamente, muchos investigadores y centros médicos vanguardistas se han hecho la misma pregunta y han aplicado sus mentes creativas para resolver el rompecabezas del Alzheimer. Durante los últimos veinticinco años han aprendido mucho sobre la patología de la enfermedad y han surgido muchas teorías sobre qué es lo que deteriora las neuronas, las vuelve disfuncionales y les causa su muerte; por qué se encogen anormalmente los cerebros; y por qué desaparecen las facultades de aprender y de la memoria. Por supuesto, la gesta de comprender la enfermedad es el preludio para un antídoto o cura; posiblemente una vacuna o pócima farmacéutica que un día, como por arte de magia, pueda frenar el deterioro, y quizás hasta restaurar un cerebro que ya haya sido peligrosamente perforado.

Muchos expertos con los que he hablado creen que acabarán conquistando esta enfermedad que actualmente aflige a 35 millones de personas de todo el mundo y que amenaza con convertirse en un tsunami global, con la previsión de 115 millones para el 2050, puesto que el aumento de la esperanza de vida incrementa la población anciana.

Sin embargo, el dilema de qué podemos hacer mientras tanto tampoco se les ha escapado a los investigadores. Muchos están cambiando su objetivo hacia la necesidad imperiosa de la prevención, es decir, hacia la idea de que deberíamos atajar las consecuencias de la enfermedad antes de que transforme nuestro cerebro de tal forma que ya no haya marcha atrás. «Es mucho más fácil rescatar una neurona enferma que una neurona muerta», dice el prominente investigador del cerebro, David Bennett, de la Facultad de Medicina de la Universidad Rush de Chicago. Tanto él como otros expertos en la materia están buscando enérgicamente nuevas formas de identificar, prevenir y retrasar los cambios y síntomas de la neurodegeneración del cerebro inducidos por la edad, antes de que se vuelvan irreversibles.

Los médicos Eric B. Larson y Thomas J. Montine, destacados investigadores del Alzheimer del Instituto de Investigación Group Health de Seattle y de la Universidad de Washington, manifestaron esta visión en un artículo recientemente publicado en el *Journal of the American Medical Association*. El espectacular aumento en la esperanza de vida en todo el mundo, dicen, «*nos conduce a que resulte difícil exagerar sobre la urgencia* de encontrar soluciones que prevengan, retrasen, lentifiquen y traten el Alzheimer y otras demencias afines».

Puede que nos sorprenda saber que muchos investigadores ven el Alzheimer y otras demencias como enfermedades del «estilo de vida», así como de la genética. Esto puede reducir algunos de nuestros temores y sentimientos de impotencia respecto a la enfermedad. Las encuestas demuestran que los estadounidenses mayores de 55 años, incluida yo, temen el Alzheimer más que a ninguna otra enfermedad, por encima del cáncer, de los accidentes cerebrovasculares y de las enfermedades cardiacas. Sin embargo, la mayoría nos sumamos a la creencia popular de que prácticamente no hay nada que podamos hacer para protegernos contra esta enfermedad tan cruel y misteriosa y que podemos descartar cualquier posibilidad de evitar que se manifieste. Es comprensible, pero ahora los expertos dicen que eso puede considerarse un mito.

Los investigadores están cada vez más sorprendidos por el hecho de que el Alzheimer tiene algunas de las mismas causas de estilo de vida que las enfermedades cardíacas y la diabetes, como son la obesidad, el colesterol malo LDL elevado, la hipertensión arterial y la inactividad física, aunque hay que admitir que las posibilidades son más elevadas cuando el objetivo es nuestro cerebro. Nada puede superar la amenaza de perder nuestra identidad: nuestro intelecto, nuestra personalidad, o las razones para seguir viviendo. Y ese reconocimiento es lo que hace que muchos investigadores del Alzheimer pongan tanto empeño en su búsqueda de nuevas estrategias de prevención e intervención temprana.

Pero ¿qué es el Alzheimer?

El Alzheimer es la demencia (que significa «privado de mente») más común, y supone entre el 60 y el 80 por ciento de todas las demencias. De acuerdo con la definición científica estricta, el Alzheimer es un deterioro y encogimiento lento y progresivo del cerebro, que se caracteriza por dos tipos de daño neuronal: placas y grumos de una sustancia denominada beta-amiloide, y ovillos neurofibrilares, formados por otra toxina del cerebro conocida como tau. Es evidente que es una enfermedad de la vejez; la edad es el principal factor de riesgo. Es raro ver algún síntoma antes de los 65 años. A partir de esa edad, cada cinco años se duplican las posibilidades de desarrollarla. Casi la mitad de las personas que superan los 85 años padecen Alzheimer, según la Asociación para el Alzheimer. Sin embargo, esto no significa que dicha enfermedad sea «natural en el envejecimiento». El Alzheimer es una enfermedad crónica, y una reducción anormal de la memoria es una señal de alarma.

Anteriormente, los investigadores definían el Alzheimer como una única forma de demencia, pero en realidad es más complicado, según el doctor Larson. Lo más habitual es que se trate de una combinación superpuesta de Alzheimer, demencia de origen vascular (una enfermedad de los vasos sanguíneos del cerebro) y de algo denominado demencia por cuerpos de Lewy (que se caracteriza por depósitos de proteínas que también se encuentran en el Parkinson). Los síntomas globales de todas las demencias se parecen bastante: grave déficit cognitivo, especialmente de la memoria, y muchas veces actividad motora que interfiere en la conducta y el funcionamiento normal.

Nuestra vulnerabilidad al Alzheimer y a otras demencias viene dada por los genes. Pero éstos no tienen la decisión final. Pueden mutar, desarrollarse o ser sometidos parcialmente por nuestro estilo de vida y entorno. También es importante distinguir entre un inicio temprano, antes de los 60, y uno tardío, después de dicha edad. El inicio temprano viene generado por las mutaciones genéticas, y por lo tanto se debe principalmente a la herencia, pero es poco común, siendo el responsable de sólo un 5 por ciento de los casos. La aplastante amenaza para casi todos nosotros es la del inicio tardío, que puede deberse a los denominados genes de la susceptibilidad, como el ApoE4. Esto significa que las personas con estos genes están más predispuestas, que no predestinadas, a desarrollar el Alzheimer. Por otra parte, también se puede reducir la expresión de dichos genes en una etapa temprana del proceso de la enfermedad: básicamente, es «curar» el Alzheimer antes de que éste se vuelva irreversible.

Lo más importante es que los investigadores ya no contemplan el Alzheimer como una catástrofe repentina del cerebro debida a la vejez; sino más bien como una enfermedad continuada que se desarrolla durante décadas y que sufre la influencia de factores tempranos, de la madurez y de la edad avanzada, como son la nutrición, las infecciones, la educación, la diabetes y la actividad mental y física. El impacto de estas influencias de toda una vida sobre el cerebro suele pasar inadvertido hasta los 60, 70, incluso los 80. El Alzheimer, al igual que otras enfermedades crónicas, llega lentamente.

Pueden pasar veinte o treinta años de lenta y furtiva neurodegeneración antes de que la patología cerebral del Alzheimer manifieste sus síntomas en público. El funcionamiento del cerebro empeora a medida que se encogen y mueren las neuronas, principalmente en las regiones cognitivo-sensitivas, incluido el córtex frontal y el hipocampo, víctimas preferidas de esta enfermedad.

En los nuevos y asombrosos descubrimientos, que han sido posibles gracias a las tecnologías de diagnóstico por la imagen y a los análisis del líquido cefalorraquídeo, ahora los científicos pueden ver el origen temprano de los cambios nocivos del cerebro que producen los síntomas años más tarde. Gracias a los sofisticados escáneres PET [tomografía por emisión de positrones], el reputado investigador John C. Morris, director del Centro de Investigación para el Alzheimer de la Universidad de Washington en Saint Louis, ha observado depósitos de beta-amiloide tóxico, una de las características del Alzheimer, en el cerebro de un alto porcentaje de personas mayores que todavía no han dado ninguna muestra de deterioro mental.

El trabajo pionero de Morris constata que mucho antes de la aparición de los síntomas, existe un prolongado preludio de normalidad disfrazada (con las semillas de la destrucción que pueden observarse en los escáneres del cerebro), seguido de más o menos una década de declive gradual denominado deterioro cognitivo leve (DCL) o, para ser más exactos, «Alzheimer incipiente». Es durante este largo periodo de cambios presintomáticos y de deterioro leve donde él y sus colaboradores esperan identificar a las personas más vulnerables y utilizar las intervenciones para retrasar el inicio del Alzheimer durante muchos años o evitarlo por completo, lo que básicamente significa retrasar los síntomas graves hasta la muerte por alguna otra causa.

Tal como lo expone el médico geriatra de Maine, Laurel

Coleman, miembro de la junta de la Asociación para el Alzheimer, «supongamos que estás programado para desarrollar Alzheimer a los 82 años. Puedes llegar a retrasarlo hasta los 92». La destacada investigadora sobre el Alzheimer, Suzanne Tyas, de la Universidad de Waterloo en Ontario, sugiere que puede que consigamos retrasar tanto los síntomas del Alzheimer que «éstos no lleguen a producirse en vida».

La perspectiva de poder intervenir para dar marcha atrás al reloj en lo que al Alzheimer se refiere conlleva implicaciones extraordinariamente interesantes. «Se calcula que si pudiéramos retrasar el inicio del Alzheimer aunque sólo fueran cinco años, *el número de casos nuevos quedaría reducido a la mitad*», dice la famosa investigadora de la Universidad de Washington, Suzanne Craft.

Puedes rescatar tu cerebro

A pesar de lo descorazonadora y devastadora que es esta enfermedad, aumenta el optimismo respecto a reducir el riesgo y posiblemente librarnos de ella. En los blogs se empieza a ver un nuevo eslogan que coincide totalmente con el pensamiento científico actual: «Hemos encontrado una cura para el Alzheimer, y es la prevención». Los mejores investigadores del Alzheimer nos dicen que desarrollar la enfermedad no se debe totalmente a una cuestión de suerte, ni a un capricho del destino, ni es una consecuencia inevitable del envejecimiento.

Sí, puede que nos enfrentemos a una epidemia a medida que los hijos de la generación de la «explosión de natalidad» [1946-1960] vayan envejeciendo. Pero el hecho es que nuestra susceptibilidad al Alzheimer, como a las enfermedades cardio-vasculares, al cáncer y a la diabetes, aunque en cierta medida están a merced de los genes, también se encuentran parcial-mente bajo la influencia de factores que están bajo nuestro control. Y el largo periodo de desarrollo de la enfermedad nos da oportunidades para poder influir en ella. Es de destacar que el estado de nuestra salud entre los 40 y los 60 años parece prede-cir la salud de nuestro cerebro a los 70 y los 80.

Además, la ciencia indica claramente que las decisiones que tomamos a diario, incluso las pequeñas, pueden ayudarnos a forjar un cerebro capaz de funcionar correctamente a los 90 o durante toda nuestra vida. Los científicos más destacados han dado fe del sorprendente poder que tenemos sobre el des-tino de nuestro cerebro. Por ejemplo, comer los alimentos co-rrectos, hacer ejercicio, tomar los suplementos adecuados, con-trolar el nivel de glucosa en la sangre, la depresión y el estrés, pueden reducir nuestras posibilidades de desarrollar la enfer-medad, o quizá retrasarla tanto que no llegue a manifestarse.

Los importantes estudios realizados por la Facultad de Medicina de la Universidad de Washington revelan que las dietas con grasas muy saturadas y ricas en azúcares disparan los niveles de la proteína tóxica beta-amiloide en el cerebro, que es la responsable de la devastadora epidemia de Alzhei-mer. Comer cierto tipo de alimentos parece que disminuye el riesgo de la amenaza amiloide en las neuronas del cerebro. Tras algunos experimentos sorprendentes, el distinguido in-vestigador del cerebro Carl Cotman, de la Universidad de Ca-lifornia en Irvine, considera que el ejercicio físico es más efi-caz que ningún fármaco para proteger al cerebro del deterioro que conduce al Alzheimer y a la pérdida de la memoria.

Es especialmente fascinante el hecho de que ni siquiera estamos predestinados a una patología grave. Algunos cerebros viejos funcionan bien incluso con las nocivas placas y ovillos característicos del diagnóstico de Alzheimer. La explicación que sugieren los científicos es: un estilo de vida concreto, que puede incluir una educación de nivel superior, una amplia red social y actividades intelectuales, es posible que refuerce la denominada reserva cognitiva del cerebro hasta el punto que contrarreste sus lesiones físicas, de tal manera que parece que es capaz de funcionar con normalidad durante bastante más tiempo del que se suponía que podía hacerlo. Esto nos demuestra que nadie puede predecir qué milagros llega a realizar el cerebro humano cuando es empujado, pinchado, calmado y estimulado.

El neuropsicólogo de la Universidad Rush, Robert S. Wilson, lo expone así: «Ahora sabemos que la actividad cerebral no depende sólo de los genes, sino de cómo vivimos... Una gran parte de la enfermedad que denominamos Alzheimer está fuera de las placas y ovillos».

Es evidente que tanto la salud del cerebro como la del corazón son una opción mucho más personal de lo que probablemente pensamos. Todos podemos hacer cosas que ayuden a nuestro cerebro a sortear los riesgos de la edad avanzada.

¿Por qué este libro?

En los últimos años he observado el gran aumento en las investigaciones sobre lo que podemos hacer para impedir o diferir el Alzheimer. Estas investigaciones siempre me han interesado, puesto que el azar me ha premiado con tener el triple de posibilidades de desarrollar la enfermedad. A menudo pensaba que cuando recopilara 100 posibilidades científicamente probadas de sobrevivir y evitar el Alzheimer y el declive de la memoria relacionado con la edad, los plasmaría en un libro para responder a la pregunta: ¿qué podemos hacer mientras esperamos la tan esperada cura para el Alzheimer?

Al final encontré 100 cosas sencillas que podemos hacer para forjar un cerebro que sea más resistente al envejecimiento y pueda funcionar satisfactoriamente durante una larga vida. Entiendo que no quieras probarlas todas a la vez y que quizás haya algunas con las que ni siquiera lo intentes. Contempla este libro como si fuera un gran bufé. Puede que quieras probar todo lo que hay en él, o, como ya he dicho, quizá no. Te sugiero que pruebes lo que te parezca interesante y te atraiga. Es evidente que a cada persona unas cosas le funcionarán mejor que a otras, según las diferencias genéticas desconocidas y sus preferencias individuales. Es imposible predecir en esta fase de las investigaciones qué puede ser más eficaz para ti, aunque la clave parece estar en cualquier tipo de estímulo mental, ejercicio físico regular, compromiso social y dieta antioxidante.

Como todo el mundo sabe, la ciencia está llena de sorpresas. Durante años, la medicina convencional pensó que las úlceras gastrointestinales eran provocadas por la dieta y el estrés. A un médico australiano le costó una década probar al *establishment* de escépticos de la profesión médica, que las úlceras se debían a la bacteria *Helicobacter pylori* y que se podían tratar con antibióticos. Por lo tanto, tampoco voy a frenarme de incluir aquí algunas teorías científicas que se encuentran al margen de las principales líneas de investigación.

En muchos aspectos, las investigaciones sobre el Alzheimer son una fascinante caja de sorpresas de teorías inciertas, a pesar de tener una sólida base científica. Todavía no se ha llegado a ninguna conclusión contundente sobre la causa y las intervenciones preventivas.

Sin embargo, en este libro sólo incluyo medidas preventivas basadas en los trabajos de investigadores reputados, la mayoría de los cuales están afiliados a instituciones científicas vanguardistas. Las ideas no convencionales sobre la prevención no han sido incluidas aquí salvo que procedan de fuentes científicamente válidas.

¿Hago religiosamente todas las cosas que sugiero en este libro? En su mayoría, y sobre todo en lo que a nutrición y dieta se refiere. He vuelto a jugar al tenis después de una década de haberlo dejado. El yoga es nuevo para mí, tanto como el aeróbic en el agua. Cuando escribí este libro, todavía no había llegado a filtrar el agua, ni a hacer un crucigrama o jugar al Scrabble (nunca he podido). Espero que haber escrito este libro me haya supuesto una tremenda inyección de actividad mental, aunque también me ha hecho perder horas de sueño (que no es bueno para el cerebro). No tengo problemas con ser sociable (algo muy positivo para el cerebro), aunque por definición la vida de una escritora supone pasar muchas horas sola haciendo un trabajo sedentario. No salgo a pasear mucho por el campo y probablemente veo demasiadas películas, y aunque quiero pensar que las películas son un estímulo mental, no tengo ninguna prueba de ello. Lo más importante para mí es que mi cerebro de 78 años parece funcionar razonablemente bien, a pesar de mi desventaja genética. Y quiero que siga así. No obstante, soy consciente de que la vida, al igual que la ciencia, guarda muchas sorpresas. No sé si el Alzheimer me está aguardando en el futuro. Pero estoy haciendo todo lo posible para sobrevivirle, y te invito a que tú hagas lo mismo.

Para la lista de referencias científicas específicas que se han utilizado en este libro y las actualizaciones para prevenir el Alzheimer, visita mi sitio web en www.joancarper.com.

1

Sé prudente con el **alcohol**

Puede estimular o destruir las neuronas del cerebro

Puede que al cerebro le vaya bien un poco de alcohol, pero no demasiado. Todos los estudios han demostrado que los bebedores moderados tienen menos probabilidades de desarrollar el Alzheimer. En una investigación reciente del Centro Médico Baptista de la Universidad de Wake Forest se descubrió que las personas mayores que bebían entre 8 y 14 vasos de bebidas alcohólicas a la semana —uno o dos al día— tenían un 37 por ciento menos de riesgo de desarrollar demencia que los no bebedores. La mala noticia: cuando entramos en la categoría de «grandes bebedores» —más de 14 vasos de bebidas alcohólicas a la semana— se duplican las probabilidades de desarrollar la demencia en comparación con los no bebedores.

Los investigadores de la UCLA [Universidad de California en Los Ángeles] han observado que beber mucho te acerca dos o tres años a la enfermedad. Y los grandes bebedores que también tienen el gen de la susceptibilidad ApoE4, pueden esperar que ésta comience cuatro a seis años antes. Además, en el gran

Estudio del Corazón de Framingham (un estudio sobre la salud de la comunidad de esa ciudad, comenzado en 1946), a los grandes bebedores (más de 14 vasos a la semana) se les pronosticó una reducción de las regiones de la memoria correspondientes al cerebro.

Los médicos ingleses que escriben en el *British Journal of Psychiatry* advirtieron recientemente que beber en exceso está generando entre los mayores una «epidemia silenciosa» de demencias relacionadas con el alcohol que suponen el 10 por ciento de todos los casos de demencia.

Incluso los adultos que beben poco o con moderación, pero que de vez en cuando se pasan con la bebida, se enfrentan a un mayor riesgo de demencia. En un estudio realizado en Finlandia se demostró que los adultos que se emborrachaban al menos una vez al mes en la madurez —por ejemplo, beber más de cinco botellas de cerveza o una botella de vino de golpe—, veinticinco años después habían triplicado su riesgo de desarrollar demencia, incluido el Alzheimer. Desmayarse al menos dos veces al año debido a una borrachera multiplicaba por diez el riesgo de demencia.

Por otra parte, un cóctel o un vaso de vino diario pueden ayudar a retrasar la demencia. Las investigaciones demuestran que el alcohol es un antiinflamatorio (la inflamación promueve el Alzheimer) y eleva el colesterol bueno HDL, que ayuda a prevenir la demencia. Los grandes antioxidantes del vino tinto son un gran remedio adicional contra la demencia. Esos antioxidantes, incluido el resveratrol, actúan como anticoagulantes y relajantes de las arterias, dilatando los vasos sanguíneos y propiciando el aumento de flujo sanguíneo, lo que aumenta la función cognitiva. Eso ha hecho que muchos investigadores aconsejen el vino tinto en lugar del blanco, que en comparación tiene menos antioxidantes. (Véase «Toma vino, preferiblemente tinto», pág. 324.)

¿Qué hacer? Debes comprender que el alcohol en dosis bajas en la vida de un adulto parece proteger el cerebro, pero en dosis altas puede matar o deteriorar las neuronas del cerebro, haciéndote más vulnerable a la disfunción cognitiva y al Alzheimer años más tarde. El impacto tóxico es de larga duración. Si bebes alcohol toma dosis bajas o moderadas, bébetelo despacio y tómalo preferiblemente con las comidas. Para las mujeres eso supone un vaso al día, dos para los hombres. Un vaso generalmente equivale a una cerveza de 350 ml, un vasito de licor, o 150 ml de vino.

2

Piensa en el **ácido alfalipoico**
y el **ALC**

**Estos dos suplementos actúan juntos para
rejuvenecer el cerebro que envejece**

Si tuvieras que tomar un antioxidante que te garantizara el
buen funcionamiento cognitivo a medida que envejeces,
¿cuál sería? Para los eminentes investigadores del Instituto
Linus Pauling de la Universidad Estatal de Oregón, la respuesta es bastante clara. El ácido alfalipoico, conocido también como ácido lipoico, es el antioxidante rejuvenecedor
del cerebro más potente que hemos podido comprobar en
animales viejos, dice el investigador del instituto, Tory Hagen, y es especialmente eficaz en combinación con el suplemento acetil-l-carnitina (ALC).

Hagen es pionero en el estudio del ácido lipoico y del ALC,
junto con el destacado bioquímico, el catedrático Bruce Ames,
de la Universidad de California en Berkeley. Ames, que ahora
tiene 80 años, descubrió el ALC en la década de 1990, en Italia,
donde lo vendían como un «medicamento inteligente». En sus

investigaciones pioneras, Hagen y él demostraron que las ratas viejas y perezosas, al ser alimentadas con ALC y ácido lipoico, en cuestión de semanas se volvían tan activas física y mentalmente como las que tenían la mitad de su edad. «Es como si una persona de 75 años tuviera la energía de una de 40», dice Ames.

Según él, las neuronas del cerebro necesitan ALC para mantener activos los diminutos generadores de energía llamados mitocondrias. Al envejecer, sintetizamos un 50 por ciento menos de ALC. Nuestras fábricas celulares de energía, al faltarles el combustible, se vuelven disfuncionales y la comunicación neuronal se desorganiza. El distrés de las mitocondrias en las sinapsis de las neuronas del cerebro es uno de los primeros signos bioquímicos de que el Alzheimer está en marcha, según investigaciones recientes. Estimular el ALC en las neuronas del cerebro ayuda a reanimar el funcionamiento de las mitocondrias, lo que reaviva la energía física y mental, dice Ames. En los tubos de ensayo el ALC también bloquea la formación de los ovillos de tau.

El delicado trabajo del ácido alfalipoico en las neuronas del cerebro es proteger las plantas de energía mitocondrial, es decir, salvaguardarlas del deterioro del asalto continuo de los radicales libres. El ácido lipoico es una de las pocas moléculas antioxidantes conocidas que puede atravesar la barrera hematoencefálica para contrarrestar dicha destrucción. Al carecer de la protección antioxidante que se encuentra en el ácido lipoico, las fábricas de las mitocondrias empiezan a fallar y a cerrarse, dejando al cerebro en un constante estado de «apagón».

Hagen descubrió también otra forma en que el ácido lipoico parece prevenir e invertir el deterioro cerebral: «quelata», o purga, los depósitos de hierro para eliminarlos del cerebro. Cuando envejecemos, el hierro se acumula en las neuronas y acelera el «deterioro oxidativo», que es el causante del declive cognitivo y de la demencia. Después de que Hagen alimentara a las ratas con altas dosis de ácido lipoico durante sólo dos semanas, el hierro de sus cerebros disminuyó drásticamente a los niveles de normalidad observados en las ratas jóvenes.

En los humanos, se ha demostrado que el ácido alfalipoico ayuda a bajar la tensión sanguínea, la glucosa en la sangre y los triglicéridos, corrige la resistencia a la insulina y previene la neuropatía diabética. Algunos médicos administran rutinariamente todos los días 600 mg de ácido lipoico a los diabéticos para evitar complicaciones.

¿Qué hacer? Puedes tomar cualquiera de estos dos suplementos para estimular el funcionamiento de las neuronas del cerebro. Los encontrarás por separado o en un compuesto en las tiendas de alimentos naturales o farmacias *online*. Si sólo compras ALC, cerciórate de que en la etiqueta pone acetil-l-carnitina, no sólo L-carnitina.

Tanto el ácido lipoico como la acetil-l-carnitina se consideran seguros si se toman las cantidades diarias recomendadas de 200 mg en el caso del ácido lipoico, y 500 mg para el ALC, aunque puedes tomar dosis más bajas si lo prefieres. Si tomas dosis superiores para atajar un problema médico, como la diabetes, hazlo sólo bajo el asesoramiento y control de un profesional de la medicina.

La Universidad de California en Berkeley ha patentado un compuesto de 200 mg de ácido alfalipoico y 500 mg de acetil-l-carnitina, las dosis que recomienda el doctor Ames. Se llama Juvenon y se puede conseguir en http://juvenon.com. Ames dice que dona todo el dinero que recibe de las ventas para investigaciones sobre el suplemento para los seres humanos. Hay otras compañías que comercializan combinaciones de ácido lipoico y ALC.

3

Infórmate sobre la **anestesia**

¿Puede la anestesia desencadenar el Alzheimer?

Cuando despiertas de una operación, es normal tener la mente espesa. En general, este efecto se desvanece rápidamente, aunque puede durar días o semanas. En algunos casos, los médicos han sido testigos de casos como el de una mujer de 65 años, que a los seis meses de haberse sometido a una operación de cadera empieza a perder la memoria y al poco le diagnostican Alzheimer. ¿Es una coincidencia? ¿Puede la anestesia provocar daños permanentes, acelerando el inicio del Alzheimer, especialmente en las personas con genes de la susceptibilidad o que ya padecen la leve atrofia cognitiva que precede a la demencia?

La posibilidad preocupa a algunos expertos. Roderick G. Eckenhoff, catedrático de anestesiología de la Facultad de Medicina de Pensilvania en Filadelfia, dice: «Administramos estos fármacos a millones de pacientes todos los años y pasamos por alto alegremente que pueden tener efectos a largo plazo». Ha observado que los animales de laboratorio que están sometidos a la inhalación de anestésicos comunes muestran una mayor mortandad de las neuronas del cerebro, grumos tóxicos de beta-amiloide y tau, y una disfunción cognitiva duradera, incluida la pérdida de la memoria. Eckenhoff teme que dichos anestésicos puedan acelerar el inicio de la demencia y del Alzheimer, especialmente en cerebros ancianos vulnerables.

Lo mismo opina Rudolph Tanzi, un eminente investigador sobre la genética del Alzheimer del Hospital General de Massachusetts en Boston. Tanto él como Eckenhoff se han concentrado en los riesgos del isoflurano, una anestesia muy utilizada. En sus experimentos ha demostrado que el isoflurano hace que en los cultivos de células la actividad del beta-amiloide sea más tóxica y letal. Su teoría: si un cerebro envejecido contiene depósitos de amiloide, como sucede en la mayoría, exponerlo al isoflurano empeora la situación, posiblemente acelerando el Alzheimer. Las investigaciones también sugieren que las personas portadoras del gen ApoE4 pueden ser especialmente susceptibles al daño que ocasiona dicha anestesia.

Tanzi aconseja evitarlo siempre que sea posible. Cuando recientemente tuvieron que operar a su madre, le pidió al anestesista que sustituyera el isoflurano por desflurano, otro anestésico que se inhala. En la revista *Forbes*, Tanzi explicó: «No tenemos suficientes datos como para prohibir el isoflurano, pero yo no dejaré que se lo administren a mi madre. Les aconsejaría a mis familiares y amigos que evitaran el isoflurano. Se especula mucho con todo esto y aún queda mucho por hacer, pero hoy por hoy, no me arriesgaría».

Por el contrario, en un estudio reciente realizado por la Universidad de Washington, no se hallaron problemas cognitivos permanentes entre un extenso grupo de pacientes que habían sido sometidos a operaciones quirúrgicas, lo que podría indicar que la anestesia no implica ningún riesgo para el cerebro, aunque algunos expertos dicen que todavía no se ha dicho la última palabra. Según el estudio de la Universidad de Washington, el mero hecho de ser hospitalizado por una enfermedad grave o leve también potenciaba las posibilidades de que una persona mayor desarrollara alguna demencia.

¿Qué hacer? En estos momentos, mientras los expertos no estén de acuerdo, no está muy claro cuántos pacientes a los que se les ha puesto anestesia tienen razones para preocuparse. Los problemas cognitivos y la pérdida irreversible de la memoria después de operaciones de los que se tiene conocimiento han sido en personas con susceptibilidad al Alzheimer. Algunos investigadores aconsejan a los pacientes que comenten su preocupación al anestesista. De cualquier modo, deberíamos ser conscientes de este problema potencial y estar al tanto de las últimas investigaciones.

4

Revisa tu tobillo

La presión sanguínea baja en el tobillo es un indicativo de que hay problemas en el cerebro

Una prueba sorprendentemente sencilla, no invasiva y económica puede revelar el estado cognitivo de tu cerebro y tus probabilidades de padecer accidentes cerebrovasculares y demencia. Se necesita un instrumento de ultrasonido denominado Doppler y un tensiómetro que compara la presión sanguínea sistólica del tobillo con la del brazo. Se denomina prueba del índice tobillo-braquial (ITB, ABI en inglés), se realiza en la consulta del médico y dura unos quince minutos.

La teoría: la salud vascular es similar en todo el cuerpo. El grado de oclusión arterial y de flujo sanguíneo en los pies predice el grado de ateroesclerosis de los vasos sanguíneos cerebrales. Esta prueba rápida es, pues, una forma de medir una ateroesclerosis generalizada. Su principal función es detectar la enfermedad arterial periférica (EAP) de los miembros inferiores, pero los estudios han demostrado que también es muy fiable para descubrir el deterioro cognitivo en las personas mayores y las probabilidades de padecer accidentes cerebrovasculares y Alzheimer.

Los investigadores de la Universidad de Edinburgo estudiaron a más de 700 personas mayores, de edades comprendidas entre los 55 y los 74, durante diez años. Los que tenían el ITB más bajo, que indicaba algún problema circulatorio, obtuvieron puntuaciones entre un 60 y un 230 por ciento inferiores en las pruebas de razonamiento, fluidez verbal y velocidad de procesamiento de la información. Conclusión: la prueba del ITB identificaba a los individuos con un mayor riesgo de deterioro cognitivo.

En un estudio del Instituto Nacional del Envejecimiento que se realizó a 2.500 hombres mayores, los que tenían ITB bajos tenían un 57 por ciento más de riesgo de desarrollar Alzheimer y un 225 por ciento más de padecer demencia vascular en los próximos ocho años. Las enfermedades vasculares, tal como las detecta la prueba del ITB, se manifiestan en las arterias cerebrales como obstrucciones, pérdida del tejido cerebral e inflamación; todas ellas probables causas de declive cognitivo y demencia.

Además, la prueba detecta el riesgo de padecer accidentes cerebrovasculares, dice el doctor Souvik Sen, director del Centro para los Accidentes Cerebrovasculares de la Universidad de Carolina del Norte, por lo que pueden tomar precauciones para intervenir antes de que se produzcan los síntomas.

¿Qué hacer? Pídele a tu médico que te haga una prueba del índice tobillo-braquial para saber si puedes tener problemas de memoria en el futuro. Luego, según los resultados, sigue sus consejos sobre lo que has de hacer para remediar cualquier problema circulatorio. Eso puede incluir hacer más ejercicio, estrategias para controlar la presión sanguínea y el colesterol, cambio de dieta o de medicación. Es mejor estar prevenido de algún posible problema cognitivo cuando todavía puedes hacer algo para evitarlo que descubrirlo cuando ya es demasiado tarde.

5

No temas a los **antibióticos**

Curiosamente, nos pueden ayudar a protegernos contra el Alzheimer

¿Por qué algunas personas que padecen Alzheimer recuperan la lucidez después de tomar antibióticos? Las historias son tan famosas que los médicos no pueden ignorarlas.

Estas dos anécdotas explicadas por las hijas de dos pacientes de Alzheimer se colgaron en el Alzheimer Research Forum gratuito *online*, un sitio web interactivo para los investigadores del Alzheimer y personas interesadas en la enfermedad.

Caso uno: una mujer mayor con Alzheimer estaba casi agonizando y fue trasladada a urgencias, donde le suministraron un suero con antibióticos para la congestión pulmonar. Experimentó una recuperación mental que dejó atónita a su hija: «Nos reconoció, fue capaz de decir tres palabras seguidas, comprendió todo lo que le dijimos y nos respondió. ¡Hacía un año que no había estado así! Lo atribuyo al suero con antibiótico».

Caso dos: Un hombre que tenía Alzheimer padeció una infección aguda de vejiga. Según su hija: «El urólogo le dio unos antibióticos muy fuertes. Al cabo de unos pocos días de tomarlos, mi padre recobró la lucidez durante una semana. Antes no sabía cómo me llamaba; volvió a llamarme por mi nombre y mantuvimos una conversación. Murió al cabo de unos diez días. He pensado que alguien debería saberlo».

Es comprensible que ser testigo de que el cerebro de un ser querido vuelva a cobrar vida es un acontecimiento inexplicable y alucinante. Pero Brian J. Balin, catedrático del Centro para los Trastornos Crónicos del Envejecimiento, de la Facultad de Osteopatía de Filadelfia, dice que oye con frecuencia historias de recuperación cognitiva después de que los pacientes hayan tomado antibióticos, y que no le sorprende demasiado.

Balin es una autoridad sobre la nada ortodoxa teoría de que las infecciones son una de las causas del Alzheimer. El hecho de que muchas personas que padecen la enfermedad recobren facultades mentales después de haber tomado antibióticos apoya parcialmente dicha teoría. De hecho, en un estudio reciente se demostró que administrar a pacientes de Alzheimer dos tipos de antibióticos, la doxiciclina y la rifampicina, durante tres meses, ralentizaba su índice de deterioro cognitivo.

Sin embargo, los antibióticos no son la solución permanente. En cuanto dejan de administrarse, desaparecen las mejoras mentales, dice Balin. Cree que es bastante improbable que los antibióticos puedan invertir de forma permanente un Alzheimer avanzado. Sin embargo, se especula sobre si tomar antibióticos a partir de la mitad de la vida [40 a 50 años] hasta la vejez antes de la aparición de los síntomas podría ayudar a detener o retrasar el inicio de la enfermedad.

¿Qué hacer? Actualmente, nadie recomienda tomar antibióticos para prevenir el Alzheimer, puesto que no se tiene la certeza de que funcionen, de que sean seguros, ni tampoco se sabe cuáles pueden ser los más eficaces. El principal mensaje es que tengamos en cuenta que los antibióticos pueden proteger el cerebro, y que no rehusemos tomarlos cuando nos los recetan para combatir una infección. Puede que sean más beneficiosos de lo que sabemos ahora. Por otra parte, evita tomarlos cuando no exista una necesidad real para combatir una enfermedad en particular.

6

Toma **alimentos ricos en antioxidantes**

Son poderosos antídotos contra el declive de la memoria

Existe casi un acuerdo científico universal respecto a que ciertos alimentos aportan a nuestro cerebro unos componentes que se denominan antioxidantes, que pueden retrasar el deterioro cognitivo y ayudar a prevenir el Alzheimer. Se ha probado en personas mayores, perros viejos, y en infinidad de animales de laboratorio.

Es por la siguiente razón: cada vez que respiramos, inhalamos oxígeno, que propicia la formación de radicales libres. Estas sustancias químicas pueden causar estragos, rasgando las membranas celulares, provocando mutaciones en el ADN, bloqueando las sinapsis e interrumpiendo las redes de comunicación neural. Esta devastación se llama «daño oxidativo» u «oxidación molecular». El cerebro es el principal objetivo de los radicales libres, porque es principalmente grasa y consume mucho oxígeno. Cuando se oxida la grasa de nuestro cerebro, literalmente se vuelve rancia, como si fuera carne podrida. Ese daño continuado acelera la disfunción cognitiva y posiblemente el Alzheimer.

Ahí es donde los antioxidantes, o soldados moleculares, entran en acción. Rodean el cerebro, capturando y aniquilando a los radicales libres descontrolados. Estos decididos *terminators* siempre están patrullando y crean un formidable y versátil sistema de defensa contra la degeneración cerebral. ¿Y de dónde sacas los antioxidantes? De alimentos específicos, principalmente frutas y verduras. Las pruebas que se realizaron en la Universidad Tufts demostraron que la capacidad antioxidante de la sangre aumentaba después de que los sujetos del experimento comieran 285 g de espinacas o 227 g de fresas.

Nunca subestimes el poder de dos o tres zanahorias, cogollos de coliflor o de las hojas de espinacas. En un grupo de personas mayores, comer tres raciones al día de verdura retrasó el deterioro de la memoria hasta un 40 por ciento, en comparación con otro grupo que comía menos de una ración al día, según los investigadores del Instituto Rush de Chicago para un Envejecimiento Saludable. Un estudio de Harvard realizado con mujeres mayores demostró el poder cognitivo-funcional-conservador de los antioxidantes de las verduras de hoja verde (espinacas, col rizada y lechuga) y de las crucíferas (brócoli, repollo, coliflor y coles de Bruselas). Los investigadores de la Universidad de Columbia descubrieron que los mejores alimentos contra el Alzheimer son los eficaces antioxidantes, incluidos los tomates, las verduras crucíferas, las de hoja oscura y verde, las frutas, los aderezos para las ensaladas, los frutos secos y el pescado. Los neoyorquinos mayores de 65 años que comían más cantidad de estos alimentos, y menos cantidad de productos lácteos (ricos en grasas), carne roja, entrañas y mantequilla, reducían el riesgo de desarrollar Alzheimer hasta un 38 por ciento.

¿Qué hacer? Nunca pierdas la oportunidad de comer fruta o verdura para aportar antioxidantes a tu cerebro. De cinco a nueve raciones diarias es lo idoal, pero has de saber que cada pequeña ración cuenta. Es una locura que nuestro cerebro pase hambre de un alimento que puede evitar la tiranía del Alzheimer.

Los alimentos pueden variar en su concentración total de antioxidantes y en sus tipos. El color fuerte es la clave. Ésa es la razón por la que los frutos del bosque son los primeros. Procura comerte la piel comestible de algunas frutas y verduras. Por ejemplo; el 31 por ciento de los antioxidantes de una deliciosa manzana roja están en la piel, y pierdes el 40 por ciento de los antioxidantes de un pepino si lo pelas.

A continuación tienes treinta frutas y verduras (zumos excluidos) ordenadas por su capacidad antioxidante de acuerdo con su peso, según un análisis realizado en 2010 por el Departamento de Agricultura de Estados Unidos entre 326 alimentos seleccionados. Si alguno de tus favoritos no está en la lista, cómetelo de todos modos. Seguro que tendrá algunos antioxidantes. Todavía no se han analizado adecuadamente todas las frutas y verduras.

1. Frambuesa negra
2. Bayas de saúco
3. Uvas pasas doradas
4. Arándanos silvestres
5. Alcachofas
6. Arándano rojo
7. Ciruelas secas (prunas)
8. Grosella negra
9. Ciruelas
10. Mora
11. Ajo
12. Frambuesas rojas
13. Arándanos cultivados
14. Fresas
15. Dátiles
16. Cerezas
17. Higos naturales
18. Col lombarda
19. Manzanas con piel
20. Lechuga de hoja de roble
21. Peras con piel
22. Espárragos
23. Boniatos
24. Brócoli, cogollos y tronco
25. Naranjas
26. Hojas de remolacha
27. Aguacates
28. Uva negra
29. Rábanos
30. Espinacas

7

Conoce el gen **ApoE4**

Aumenta espectacularmente tus posibilidades de desarrollar Alzheimer

Una de cada cuatro personas que lean esto tiene una bomba de relojería genética que la hace de tres a diez veces más susceptible de desarrollar un Alzheimer de inicio tardío, que suele producirse después de los 65 años. Este gen se denomina apolipoproteína E4 o ApoE4. Si heredas una sola variante del ApoE4 de uno de tus progenitores, se triplica tu riesgo de desarrollar Alzheimer. Si heredas una dosis doble de ApoE4, una por cada progenitor, tu riesgo se multiplica por diez o más.

Ésta es la sencilla realidad: tener el ApoE4 no te condena al Alzheimer, pero es la principal amenaza genética. Muchas personas que tienen el gen ApoE4 nunca desarrollan la enfermedad. Y muchas que no lo tienen, sí. Casi un 40 por ciento de todos los pacientes de Alzheimer son ApoE4 positivos, según el Instituto Nacional del Envejecimiento. Y los portadores de ApoE4 pueden desarrollar antes la enfermedad y tener una atrofia cerebral más grave que los no portadores.

Las últimas y sorprendentes pruebas que se han obtenido gracias a los escáneres cerebrales revelan que las personas con el gen ApoE4 muestran signos de deterioro cerebral (depósitos de beta-amiloide) y pérdida de la memoria mucho antes de lo que se creía anteriormente: entre los 55 y los 60 años, según el prestigioso investigador Richard Caselli y sus colaboradores de la Clínica Mayo de Arizona, que compararon a los portadores con los no portadores.

Ver este deterioro temprano de la memoria en los portadores del ApoE4 es muy significativo, dice Caselli. Cree que indica «el punto de inicio del Alzheimer en que las personas pasan de la normalidad a la anormalidad». También tiene importantes implicaciones en el proceso de prevención del Alzheimer. Aboga por empezar con las intervenciones en la mitad de la vida, entre los 40 y los 50, la etapa en que las investigaciones revelan que los factores de riesgo como el colesterol, la obesidad, la diabetes y la hipertensión son grandes indicadores de la posibilidad de desarrollar Alzheimer. Por otra parte, muchas investigaciones demuestran que las estrategias preventivas difieren en cuanto a eficacia dependiendo de que se tenga o no el gen ApoE4.

La pregunta evidente es: ¿deberíamos saber si somos portadores del ApoE4? Los cardiólogos a veces lo piden en los análisis porque influye en el colesterol en la sangre. Hay médicos que prefieren no solicitar el análisis para identificar el gen de susceptibilidad al Alzheimer, porque temen que pueda ser psicológicamente perjudicial para el paciente. No obstante, en un estudio del Centro Médico de Boston no observaron que la noticia de que tenían el factor de riesgo ApoE4 causara algún «perjuicio» al grupo de adultos al que le fue comunicado, según el responsable del grupo Robert C. Green. De hecho, saber que eran vulnerables a la demencia y a padecer enfermedades cardiovasculares fue un aliciente para que algunos incrementaran sus ejercicios.

¿Qué hacer? Salvo en el caso de que saber que tienes el gen ApoE4 te vaya a provocar ansiedad, aconsejo averiguarlo para utilizar tu conocimiento a la hora de prevenir el riesgo de desarrollarlo. Es un sencillo análisis de sangre de isoformas de ApoE4, y puedes solicitarlo cuando te vayas a hacer una revisión del colesterol. También puedes pedirle a tu médico que te haga un test de ADN para conocer tu genotipo ApoE.

Si eres un ApoE4 positivo, hacer la mayor parte de las cosas que indico en este libro te ayudará a frenar la enfermedad, y como revelan los estudios también te beneficiará especialmente tomar ácido fólico cada día; evitar lesiones en la cabeza; controlar las grasas saturadas; tomar muchos antioxidantes; hacer ejercicio con regularidad, y construir una extensa «reserva cognitiva» cursando estudios superiores, con estímulos mentales y actividades físicas y sociales. Por desgracia, a los portadores del ApoE4 no les hace tanto efecto comer pescado azul, ni tomar cápsulas de ácidos grasos omega-3, ni beber vino tinto como a los no portadores.

8

Bebe zumo de manzana

Puede emular el efecto de un medicamento para el Alzheimer

Podríamos llamarlo el «Aricept® natural». El zumo de manzana puede estimular la producción de acetilcolina en el cerebro, que según los estudios más recientes es lo mismo que hace el Aricept (donepezil), el medicamento más recetado y conocido. Hace ya cuarenta años que los científicos saben que los cerebros devastados por el Alzheimer tienen una insuficiencia del neurotransmisor acetilcolina, esencial para generar recuerdos y para el aprendizaje. Por lo tanto, parece razonable estimular las neuronas para que produzcan más, favoreciendo la memoria y retrasando el declive mental. El Aricept está diseñado con este fin. Curiosamente, el zumo de manzana tiene el mismo efecto, según dicen los investigadores de la Universidad de Massachusetts en Lowell.

Los científicos pusieron gotitas de zumo de manzana concentrado en el agua que bebían ratones viejos y observaron que aumentó la producción de acetilcolina en sus cerebros. Lo más sorprendente, dice el responsable de la investigación y neurobiólogo celular, Thomas Shea, fue el aumento en la velocidad y exactitud en sus tareas de memoria y aprendizaje, como encontrar la salida en los laberintos. Atribuye el aumento de la acetilcolina en las neuronas al zumo de manzana. ¿Cuánto zumo bebieron los ratones? El equivalente humano de dos vasos de zumo de 230 ml, o dos o tres manzanas al día durante un mes, dice Shea.

El zumo de manzana estimula la acetilcolina suministrando antioxidantes, principalmente quercetina, que evita el deterioro de las neuronas a causa de los radicales libres, explica. También son asombrosos los resultados de estudios en tubos de ensayo que nos revelan que el zumo de manzana puede ayudar a frenar la formación de los depósitos de beta-amiloide, responsables del Alzheimer.

¿Qué hacer? Recordemos el viejo refrán inglés de «Una manzana al día (mejor dos manzanas o dos vasos de zumo) mantiene lejos al médico (en este caso, al neurólogo geriátrico). Un beneficio extra para el cerebro: las manzanas también son antiinflamatorias; reducen el riesgo de padecer diabetes del tipo 2, previenen la hipertensión, los accidentes cerebrovasculares, las enfermedades de las encías y favorecen el adelgazamiento de la cintura, todos ellos factores de riesgo para el Alzheimer. No es broma. Según un análisis estatal, las personas que toman una taza de zumo de manzana, una manzana grande o una taza de compota de manzana al día tienen un 21 por ciento más de probabilidades de tener una cintura delgada, eso significa menos riesgo de Alzheimer.

9

Cuidado con las **grasas desfavorables**

Es aterrador cómo pueden destruir las neuronas del cerebro

Hace por lo menos veinticinco años que los científicos saben que los animales a los que se les permite atiborrarse con grasas desfavorables se vuelven «tristes y atontados». La pionera Carol Greenwood, investigadora de la Universidad de Toronto ha documentando ampliamente los terribles daños que las grasas desfavorables, especialmente las grasas animales saturadas y las grasas trans, pueden ocasionar a nuestro cerebro e intelecto. «Es aterrador», como ella dice.

Sus animales de laboratorio, tras consumir el mismo porcentaje de grasas saturadas animales que en la dieta típica estadounidense, desarrollaron graves disfunciones cerebrales y de la memoria. Cuanto más comían, menos recordaban. Con una dieta que contenía un diez por ciento de grasas saturadas, los animales no aprendían prácticamente nada.

Las grasas desfavorables afectan al cerebro humano del mismo modo, acelerando el declive de la memoria y el Alzheimer. Martha Clare Morris, doctorada en medicina por la Universidad Rush de Chicago, descubrió que las personas mayores que comían más grasas trans cuadruplicaban su riesgo de desarrollar Alzheimer que las que tomaban dosis inferiores. Ingerir las grasas más saturadas aumentaba a más del doble su probabilidad de padecer Alzheimer. En un estudio longitudinal [de larga duración] estatal, las mujeres mayores que comían más grasas trans (7 g al día) aumentaban un 30 por ciento su riesgo de padecer accidentes cerebrovasculares, respecto a las que comían las dosis mínimas (1 g al día).

Por increíble que parezca, el tipo de grasa que comemos modifica para mejor o para peor la estructura del cerebro y su funcionamiento. Las grasas saturadas estrangulan a las neuronas del cerebro; las membranas se endurecen y se marchitan; los tentáculos de las dendritas que se comunican con otras neuronas se atrofian; los neurotransmisores se secan o se cortocircuitan. Crecen los depósitos de beta-amiloide tóxico, la principal característica del Alzheimer.

Por consiguiente, las neuronas del cerebro deterioradas se vuelven ineficaces y disfuncionales, lo que provoca el declive de la memoria y de las habilidades de aprendizaje.

Otra forma alarmante en que las grasas saturadas deterioran la memoria es predisponiendo a una persona a padecer resistencia a la insulina, una condición disfuncional propia de la diabetes del tipo 2 y del Alzheimer. La resistencia a la insulina se considera la causa principal por la que los diabéticos son tan vulnerables al Alzheimer. No cabe duda de que puede provocar problemas de memoria, dice Greenwood. Millones de estadounidenses padecen problemas de memoria relacionados con la insulina, la mayoría ni siquiera sospechan que comer grasas desfavorables es una de las causas principales.

Por otra parte, el aceite de pescado omega-3 y las grasas monoinsaturadas (como el aceite de oliva) mejoran la calidad de las neuronas del cerebro, las vuelven más eficientes y menos propensas al Alzheimer.

¿Qué hacer? Considera las grasas saturadas y las grasas trans enemigos del cerebro y aléjate de ellas todo lo que puedas. Come menos carnes grasas, que también destruyen la función cognitiva de otras formas. Compra productos lácteos desnatados o semidesnatados, como la leche, el queso y los helados. Quítale la piel al pollo. Y huye como si te fuera la vida en ello de las grasas trans. Revisa las etiquetas de los alimentos procesados, como las patatas fritas, donuts, galletas, galletas cracker, margarina, grasas sólidas para cocinar y los aceites para las ensaladas. Reduce tu ingesta de alimentos fritos; déjalos en el supermercado y en los restaurantes de comida rápida. (También léase «Sí, sí, sí: come pescado azul», pág. 147; «A por el aceite de oliva», pág. 254, y «Cuidado con las grasas omega-6», pág. 257.)

10

Mantén el **equilibrio**

Un buen equilibrio reduce el riesgo de demencia

¿Cuánto tiempo puedes permanecer sobre una pierna? Esta sencilla prueba de equilibrio ayuda a revelar nuestra tendencia a desarrollar Alzheimer. En un estudio de la Universidad de Washington se descubrió que el declive en el equilibrio físico era uno de los primeros signos de una futura demencia, incluso anterior a los problemas de memoria.

Los investigadores analizaron el funcionamiento físico de 2.288 personas de 65 años o más que no tenían signos de demencia. Al cabo de seis años, 319 habían desarrollado demencia. El principal mensaje: las que guardaban mejor el equilibrio y caminaban más al principio del estudio tenían *tres veces menos probabilidades* de haber desarrollado demencia que aquellas cuyo rendimiento físico era inferior.

Asimismo, entre las personas con problemas leves de memoria, como les sucede a muchas después de los 60 años, las que tenían buen equilibrio también mostraban un índice más lento de progresión hacia un Alzheimer declarado, según un estudio italiano reciente. El mal equilibrio predice un declive más rápido si desarrollas demencia. En un estudio francés, los pacientes de Alzheimer que no podían sostenerse sobre una pierna durante más de cinco segundos duplicaban el índice de declive en las pruebas de memoria y de cognición.

Alrededor de los 40 años, el equilibrio comienza a fallar por dos razones principales: la pérdida de fuerza de los tobillos, de las piernas y de las caderas, y un deterioro progresivo del sistema vestibular, que controla el equilibrio, debido a un sutil deterioro cerebral.

Normalmente, las personas de 30 a 70 años deberían poder mantenerse sobre una pierna durante treinta segundos con los ojos abiertos y los brazos cruzados sobre el pecho; de los 70 a los 79, durante 28 segundos; y a partir de los 80 años, durante 21 segundos, según la doctora Marilyn Moffat, catedrática de fisioterapia de la Universidad de Nueva York. Una verdadera prueba de equilibrio cuando envejeces es mantener el equilibrio sobre una pierna con los ojos cerrados, añade el médico John E. Morley, catedrático de geriatría de la Facultad de Medicina de la Universidad de San Luís. Es sorprendente comprobar lo que empeora el equilibrio sin las referencias visuales. Al principio, las personas mayores no pueden mantenerse sobre una pierna con los ojos cerrados durante más de pocos segundos. Pero, afortunadamente, la práctica puede mejorar mucho el equilibrio en cuestión de semanas o meses, según Morley y Moffat. Cuanto más te ejercitas en mejorar el equilibrio, más mejora, dicen.

¿Cuánto tiempo deberíamos aguantar sobre una pierna con los ojos cerrados? Varía según los casos, pero lo «normal» serían entre 24 y 28 segundos antes de los 50 años, 21 segundos de los 50 a los 59 años; de 10 a 20 segundos de los 60 a los

69; de 4 a 9 segundos de los 70 a los 79, y 4 segundos o menos después de esa edad.

¿Qué hacer? Incluye cada día ejercicios para mantener y mejorar el equilibrio, especialmente después de haber cumplido los 60 años. Consejo de la Clínica Mayo: «Procura guardar el equilibrio sobre un pie mientras esperas en una cola, o levantarte o sentarte sin ayuda de las manos». También puedes hacer ejercicios de equilibrio específicos en el gimnasio, o ver si en tu centro para personas mayores y hospitales de tu zona dan clases de equilibrio. Moffat dice que los adultos de todas las edades deberían tener como meta mantenerse sobre un pie, con los ojos abiertos, al menos 30 segundos. Morley lo expone de este modo: «Sea cual sea tu edad, si no puedes mantenerte sobre una pierna durante al menos 15 segundos —con los ojos abiertos o cerrados—, no cabe duda de que tienes que empezar a practicar enseguida para mejorar tu equilibrio». Si practicas en casa, ponte cerca de una mesa o de algún lugar donde puedas agarrarte, o de alguna persona que pueda sujetarte. No te arriesgues a caerte.

También puedes practicar tai chi; un mes o dos de esta práctica pueden mejorar tu equilibrio, según las investigaciones. El yoga también ayuda mucho a mejorar el equilibrio. Hay dos libros excelentes con ejemplos de ejercicios para mejorar el equilibrio: *Age-Defying Fitness*, de Marilyn Moffat y Carole B. Lewis, y *The Science of Staying Young*, de John E. Morley y Sheri R. Colberg. También puedes encontrar ejercicios en el sitio web del Instituto Nacional del Envejecimiento, www.nia.nih.gov/exercise.

11

Toma **frutos del bosque** todos los días

Pueden ayudar a prevenir e invertir el envejecimiento mental y físico

Los componentes de los frutos del bosque llegan a las neuronas de tu cerebro y se acumulan allí. Mejoran el comportamiento de las neuronas y su comunicación, y controlan si se inflaman o se vuelven disfuncionales, o bien si rejuvenecen, si están vitales y alerta. Los científicos son testigos de las mejoras que experimenta el cerebro envejecido cuando toma frutos del bosque de cualquier clase.

James Joseph y Barbara Shukitt-Hale, neurocientíficos de la Universidad Tufts, se sorprendieron al observar que animales viejos con deterioro cognitivo, de pronto recobraban memoria, equilibrio y habilidades motoras después de comer arándanos, moras, frambuesas, fresas y arándanos rojos. «Se vuelven más jóvenes e inteligentes», dijeron. En otros experimentos los investigadores evitaron el deterioro cognitivo en animales viejos alimentándolos con frutos del bosque. «Comer frutos del bosque nunca curará el Alzheimer, pero estamos convencidos de que puede prevenirlo o al menos retrasar su inicio.»

Incluso pequeñas raciones de frutos del bosque pueden ayudar a mantener la memoria intacta. Los investigadores del Alzheimer del Centro Médico de la Universidad Rush de Chicago descubrieron que el declive cognitivo de las mujeres mayores que comían fresas por lo menos dos veces al mes, era un 16 por ciento más lento.

El principal secreto del poder de los frutos del bosque para proteger las neuronas y estimular el funcionamiento cognitivo es su alto contenido de polifenoles y antocianinas, antioxidantes que se manifiestan en el color oscuro e intenso de estos frutos. Estos componentes frenan el daño oxidativo y la inflamación que destruyen las neuronas del cerebro, causas subyacentes del Alzheimer, e incluso ayudan a estimular el nacimiento de neuronas nuevas. Las sustancias químicas de los frutos del bosque también pueden ayudar a superar la susceptibilidad genética al Alzheimer, según dicen los investigadores.

Un par de beneficios añadidos para combatir el Alzheimer: los frutos del bosque contienen sustancias químicas que frenan el aumento de peso y que combaten las infecciones, como las provocadas por la *Helicobacter pylori*, que se podría asociar con el Alzheimer.

¿Qué hacer? Haz lo que hacen los investigadores del cerebro que estudian los frutos del bosque: come al menos media taza, mejor una o más de frutos del bosque al día, frescos, congelados, en zumo o en batido. Eso incluye arándanos, fresas, frambuesas, moras, grosellas negras y arándanos rojos. Mézclalos: sus principales componentes aportan diferentes beneficios para las neuronas del cerebro. Si comes frutos del bosque secos, mira la etiqueta para ver si llevan azúcar añadido.

El investigador de los arándanos, Robert Krikorian, de la Universidad de Cincinnati, aconseja comprar frutos del bosque congelados todo el año; la congelación tiene lugar a las pocas horas de la recolecta y conserva todos los valores nutricionales y los beneficios de los antioxidantes. Sugiere ponerlos en el microondas durante diez a veinte segundos justo antes de comerlos en lugar de dejarlos fuera para que se descongelen, porque eso podría reducir su potencial antioxidante.

12

Desarrolla tu cerebro

Una mayor masa cerebral te ayuda a sobrevivir al deterioro del Alzheimer

Por desgracia, normalmente el cerebro empieza a encogerse cuando llegamos a los 30 o 40 años, por eso nos cuesta más aprender, retener y recordar nueva información durante nuestro viaje hacia la vejez. Si mueren grandes cantidades de neuronas en zonas específicas del cerebro que están relacionadas con la cognición, puedes padecer Alzheimer en el futuro. Pero la buena noticia es que podemos generar neuronas nuevas, y aumentar el tamaño y mejorar el funcionamiento de las viejas, justamente en esas zonas del cerebro que rigen la memoria y el aprendizaje. Resumiendo: podemos desarrollar el cerebro y hacer que sea más eficiente para contrarrestar el Alzheimer.

Hace un tiempo los científicos decían que el cerebro no se podía regenerar. Luego, los grandes descubrimientos de Fred Cage, del Instituto Salk de Estudios Biológicos en California, y de otros investigadores demostraron que todos los días nacen miles de neuronas, principalmente en el hipocampo, una región de aprendizaje y de memoria. El proceso se denomina neurogénesis. Los neurocientíficos ahora saben que al fomentar el nacimiento y la supervivencia de estas neuronas incipientes, podemos aumentar el tamaño y la fuerza intelectual de nuestro cerebro, haciéndolo más resistente al deterioro de la memoria y a la demencia.

Es innegable que una mayor masa cerebral equivale a mayor cognición. El hipocampo de las personas mayores que tenían mejor memoria era un 20 por ciento más grande que el de las que tenían problemas de cognición, a pesar de padecer una patología similar al Alzheimer, según una investigación de la Universidad de Salud y Ciencia de Oregón. Los investigadores de la Universidad Johns Hopkins descubrieron «neuronas del hipocampo más grandes» en los cerebros de monjas mayores que habían fallecido y que se habían mantenido intelectualmente activas, aunque sus autopsias mostraran un grave deterioro de tipo Alzheimer. Los investigadores creen que las neuronas más gruesas con más sinapsis (centros de comunicación) se formaron gracias a pensar, leer, y a una vida social y mental activas. Este sutil crecimiento neuronal ayuda a explicar el poder de la denominada reserva cognitiva, la capacidad del cerebro de inhibir los síntomas del Alzheimer, a pesar de que la patología esté extendida. (Véase «Construye una "Reserva Cognitiva"», pág. 99.)

¿Y qué impulsa a nuestras neuronas a reproducirse y crear nuevas conexiones? La actividad. Gage se quedó desconcertado cuando observó que las neuronas del cerebro de los ratones se *duplicaban* rápidamente cuando éstos tenían acceso a una rueda. Los estudios demuestran que caminar a paso ligero todos los días estimula el nacimiento y el crecimiento de las neuronas del cerebro. Los escáneres del cerebro revelan que bastan seis meses de ejercicio aeróbico (caminar), pero no de ejercicio no aeróbico (estiramientos, tonificación muscular y entrenamiento de fuerza), para aumentar la sustancia gris de los cerebros de las personas mayores.

El propio acto de aprender —pero sólo si requiere esfuerzo— mantiene vivas las neuronas recién nacidas. Los taxistas que memorizan grandes zonas de la ciudad tienen más sustancia gris que los conductores normales. Vivir en un entorno estimulante y meditar también favorece el aumento de la masa cerebral.

Las personas que consumen mucha vitamina B_6 y B_{12} tienen un mayor volumen cerebral. El aceite de pescado omega-3 estimula el nacimiento de las neuronas. Lo mismo sucede cuando se produce un mayor aporte de sangre al cerebro. El chocolate y los frutos del bosque también pueden estimular el crecimiento del cerebro. Tener la autoestima alta y sentir que controlas tu vida, indica que el hipocampo es más grande, según los investigadores de la Universidad McGill de Montreal.

Por otra parte, hay muchas cosas que conducen a una disminución anormal del cerebro, que aceleran el inicio de la pérdida de memoria y el Alzheimer. Entre ellas, la obesidad, el estrés crónico, las deficiencias de vitamina B, haber sido bebedor durante mucho tiempo, la inflamación y la falta de sueño, junto con la inactividad física y mental.

¿**Qué hacer?** Evitar un estilo de vida y actividades que reduzcan el cerebro: las que puedan conducirte a beber demasiado alcohol, al estrés, al sobrepeso, a las deficiencias nutricionales y a la falta de sueño. Ejercita tu cerebro y tu cuerpo en actividades físicas, sociales y mentales. Eso significa pensar, estudiar, aprender cosas nuevas, caminar, bailar, hacer ejercicio, y tener relaciones positivas con la familia y un amplio círculo de amistades. Haz ejercicio aeróbico con regularidad, que según algunos expertos es el antídoto más seguro contra la atrofia cerebral que provoca el Alzheimer. Vigila tu dieta y tu peso. No pierdas ninguna oportunidad de desarrollar un cerebro más grande y resistente para afrontar la patología del Alzheimer en caso de que se produzca.

13

Controla tu **presión sanguínea**

**Es una de las principales formas de retrasar
o prevenir la demencia**

Tener la presión sanguínea controlada en la madurez y en la
tercera edad se considera una de las mejores formas de mantener la demencia a raya. «La hipertensión encabeza la lista
de cosas que podemos hacer para prevenir el declive cognitivo
en la vejez», dice el doctor Walter Koroshetz del Instituto Nacional de Trastornos Neurológicos y Accidentes Cerebrovasculares. De hecho, la hipertensión descontrolada propicia la
pérdida de la memoria, duplica nuestro riesgo de desarrollar
Alzheimer, y aumenta por seis el de demencia vascular.

Uno de los accidentes más temidos es el «infarto cerebral» o accidente cerebrovascular. La hipertensión duplica las
probabilidades de padecerlo, dice un investigador de Harvard.
Cuanto más alta la tensión, más probabilidades de accidente
cerebrovascular. Cada incremento de 10 mm Hg en la presión
sistólica (la cifra máxima), aumenta un 28 por ciento el riesgo de padecer un accidente cerebrovascular isquémico (coá-

gulo de sangre), y un 38 por ciento para el accidente cerebro-vascular hemorrágico o por sangrado.

Si te han realizado una resonancia magnética (RMI) del cerebro, puede que veas diminutas hemorragias o coágulos, denominados mini-accidentes cerebrovasculares, así como parches blancos, que indican «cicatrización», ambos debidos a la hipertensión y que conducen a la pérdida de la memoria y a la disfunción cognitiva.

Luego está el deterioro insidioso que se extiende por el cerebro y que se denomina demencia vascular, donde los vasos más diminutos del cerebro están enfermos u obstruidos, impidiendo el paso del oxígeno y de la glucosa a las neuronas del cerebro. Cuando cierto número de neuronas se marchitan o mueren, también lo hace la memoria. La hipertensión es la primera causa de gran parte de dicho deterioro de los vasos sanguíneos y que conduce a la demencia vascular.

Otro gran indicador de la demencia es la hipertensión sistólica —superior a 140 mm— en la edad madura, según el Instituto Nacional del Envejecimiento. No obstante, a los 80 y los 90 años, la hipertensión sigue siendo un riesgo para desarrollar una demencia. De hecho, en un estudio de la Universidad de Ontario Occidental se calculó que controlar la hipertensión en personas de más de 80 años con problemas cognitivos específicos evitaría que la mitad de ellos progresaran en demencia.

La buena noticia: la medicación para la hipertensión puede reducir significativamente las probabilidades de padecer una demencia. Sin embargo, las investigaciones no se ponen de acuerdo en cuál es la más eficaz. Los expertos de la Facultad de Salud Pública de la Universidad de Texas en Houston que revisaron recientemente las pruebas destacaron los inhibidores de la ECA (enzima convertidora de angiotensina) y los diuréticos como los fármacos hipertensivos que más han demostrado reducir el riesgo de demencia y su progresión. Un estudio longitudinal de la Universidad de Boston realizado con 800.000 pacientes, principalmente hombres de más de 65 años que tomaban inhibidores de la ECA y bloqueadores de los receptores de la angiotensina (BRA) para controlar la presión sanguínea, habían reducido a la mitad su riesgo de padecer Alzheimer. Otro estudio importante de la Facultad de Medicina de la Universidad Wake Forest de Carolina del Norte reveló que sólo los inhibidores de la ECA que «actúan en el centro» (penetran en el cerebro) previenen el deterioro cognitivo.

¿Qué hacer? Haz todo lo posible por mantener la presión sanguínea baja —a ser posible por debajo de 120 la sistólica y de 80 la diastólica— desde la juventud. Una presión sanguínea sistólica de 140 o superior a ésta se considera alta, y una diastólica de 90, demasiado alta. Tómate regularmente la presión con un tensiómetro digital para casa. Si tienes un promedio alto, consulta a un médico.

Estrategias eficaces: reduce la sal. Haz la dieta DASH (pág. 110). Ejercicio. Deja de tomar refrescos azucarados; más de dos y medio al día elevan el riesgo de hipertensión en un 87 por ciento, según un estudio. Practica la meditación. (Un estudio reciente del *American Journal of Hypertension* demuestra que la Meditación Trascendental reduce significativamente la hipertensión.) Toma los medicamentos apropiados para bajar la tensión que te recete tu médico; su efecto puede ser fundamental para alejar tu mente de la demencia.

14

Hazte un **análisis rápido de glucosa en la sangre**

Descubre si estás en la vía rápida hacia el Alzheimer

Un exceso de glucosa en la sangre es un indicio de que una pérdida de la memoria y de Alzheimer pueden estar en tu futuro. Millones de personas están al límite o ya lo han superado y ni siquiera se lo imaginan. La buena noticia: ya no es necesario hacerse un análisis de sangre en ayunas o someterse a la prueba de tolerancia oral a la glucosa para descubrirlo. Ahora con un simple pinchazo en un dedo podemos saberlo en menos de diez minutos. Se llama prueba A1c, la forma actualmente recomendada para descubrir la diabetes, según un cambio radical en los procedimientos de la Diabetes American Association.

Lo más importante es que esta prueba no sólo revela la glucosa en la sangre en el momento de realizar el test, sino el nivel medio durante los dos o tres meses anteriores, lo que ofrece un cuadro mucho más exacto del riesgo real. Normalmente, el técnico sanitario te pincha en la yema del dedo, saca unas gotitas de sangre y las pone en una máquina durante seis o siete minutos, luego ve la lectura que le da (o envía la muestra a un laboratorio para su análisis). De un 4 a un 6 por ciento se considera normal; un 6,5 por ciento o más indica diabetes, del 6 al 6,5 por ciento es una señal de prediabetes, es decir, un alto riesgo de desarrollar la enfermedad.

Así es cómo funciona: si hay demasiada glucosa en la sangre, ésta se adhiere a la hemoglobina (una proteína que aporta oxígeno a las células) o se «glucosila» con ésta. La prueba A1c mide el porcentaje de hemoglobina glucosilada en el torrente sanguíneo, que refleja cómo controla tu cuerpo la glucosa.

El exceso de glucosa circulante es muy peligroso y presagia el deterioro de muchos órganos y sistemas, incluido el cerebro. Los últimos descubrimientos muestran una conexión directa entre el exceso de glucosa en la sangre y el desarrollo del Alzheimer. Algunos expertos hasta llaman al Alzheimer la «diabetes del cerebro».

¿Qué hacer? No esperes a tener problemas de memoria y a que se instaure la diabetes. Descubre tu nivel de glucosa en la sangre: si es elevado, puedes hacer algo inmediatamente para bajarlo antes de que dañe a tu cerebro. La Asociación Americana de la Diabetes aconseja que todas las personas de más de 45 años se hagan esta prueba. Es especialmente importante si tienes sobrepeso o grasa en la barriga, hipertensión, niveles anormales de lípidos o antecedentes familiares de diabetes. Pedirle a tu médico que te haga esta rápida prueba A1c para la glucosa en la sangre es una de las formas más sencillas y más importantes de evitar el deterioro cognitivo y el Alzheimer.

15

Manténte **activo**

Literalmente, cuanto más te mueves mejor piensas

Seguramente estarás pensando en una actividad física planificada —caminar, correr, nadar, hacer deporte, hacer gimnasia— para estimular tu cerebro. Pero, ¿qué me dices de tus actividades cotidianas a lo largo del día? Levantarte de la cama, lavarte los dientes, abrir la puerta de la nevera, hacerte un café, darte una ducha, vestirte, afeitarte, maquillarte, conducir, utilizar tu ordenador, hacerte un bocadillo, pasar el aspirador, moverte mientras haces cola... bueno, supongo que ya habrás captado la idea: todos los pequeños movimientos de la actividad diaria.

La sorprendente y buena noticia es que esos micromovimientos pueden aportar grandes dividendos cognitivos. Los investigadores del Centro para el Alzheimer de la Universidad Rush de Chicago, hicieron que más de 500 personas normales de 80 a 90 años llevaran un aparato en la muñeca del tamaño de un reloj de pulsera llamado Actical durante diez días. Este pequeño y extraordinario aparato registra el grado y la intensidad de todas las actividades físicas, desde los ejercicios vigorosos tradicionales hasta los pequeños movimientos musculares. Almacena la información como «conteo de actividad». Sumar los «conteos de actividad» en 24 horas te da una medida muy exacta de tu «actividad diaria total».

Los investigadores compararon la «actividad total diaria» de los sujetos con sus resultados en las pruebas de cognición. La «actividad diaria total» alta predecía claramente un funcionamiento cognitivo superior en cada una de estas cinco importantes medidas: memoria episódica, memoria semántica, memoria de trabajo, velocidad de percepción y habilidades visuoespaciales. Esto era en todos los casos, independientemente de la edad, sexo, educación, peso, enfermedades vasculares y otros factores asociados a la demencia.

Esta interesante información da un nuevo sentido a la utilización de la actividad física para combatir el Alzheimer, dicen los investigadores. Hacer ejercicio en el sentido tradicional es importante, pero mientras tanto también podemos beneficiarnos de prácticamente cualquier forma imaginativa que se nos ocurra de mover los músculos.

¿Qué hacer? Cualquier cosa que mantenga tu cuerpo activo. Sacude los pies, mueve los dedos, sube escaleras siempre que puedas. Basta con que recuerdes mover los músculos pequeños y grandes, cuando sea y donde sea. En lo que a tu cerebro respecta, toda actividad cuenta para ayudar a frenar la pérdida de la memoria, y posiblemente el Alzheimer.

Para más información sobre el aparato para medir la actividad diaria total, el Actical, entra en www.minimitter.com. Encontrarás otros «monitores de actividad física» en Internet, incluido el Gruve (www.gruve.com), un instrumento que se ha desarrollado en cooperación con la Clínica Mayo.

16

No temas a la **cafeína**

Puede ayudarte a eliminar las toxinas del Alzheimer

Imagínate, la cafeína no sólo puede prevenir el Alzheimer; también parece arreglar el caos que ya ha provocado la enfermedad, según una nueva y destacada investigación realizada por Gary W. Arendash, catedrático de investigación del Centro de Investigación del Alzheimer de Florida. Eso significa que si tu memoria ya está dando muestras de declive, la cafeína te ayudará a resucitarla eliminando algunas de las causas tóxicas que provocan el deterioro cerebral.

Arendash añadió cafeína al agua para beber de unos ratones con tendencia genética al Alzheimer a partir de la mitad de la vida, que es cuando se empiezan a mostrar los signos de la demencia. La cafeína que les suministró equivalía a cinco tazas al día de las que tomamos los humanos. ¿Y qué pasó? Pues que los ratones que tomaron cafeína *no* dieron muestras de la conducta propia de la demencia ni sufrieron cambios en el cerebro. Sus resultados en las pruebas de cognición fueron los mismos que los de los ratones normales de la misma edad.

Además, los ratones a los que se les suministró cafeína tenían menos depósitos de beta-amiloide en sus cerebros. Esto es lo que llevó a Arendash a la conclusión de que la cafeína no sólo modificaba factores menores, como la inflamación. ¡La cafeína abordaba directamente el proceso de la enfermedad, reduciendo hasta un sorprendente 50 por ciento los sedimentos de amiloides en el cerebro! La cafeína actúa suprimiendo las enzimas que provocan los amiloides tóxicos, explica.

Siguió tentando la suerte dando agua rociada con cafeína a ratones viejos que ya empezaban a tener Alzheimer y pérdida de memoria. ¡Al cabo de cinco semanas mejoró su memoria y conducta cognitiva y los depósitos de beta-amiloide se redujeron! Esto implica que la cafeína eliminó las placas y rejuveneció la estructura del cerebro y, por consiguiente, la memoria y otras funciones mentales.

Como es natural, puesto que el café es la principal fuente de cafeína, Arendash bebe mucho, unas cuatro o cinco tazas al día, o lo que es lo mismo, entre 400 a 500 mg de cafeína, la dosis que cree que se necesita para protegernos contra el Alzheimer. «Es un método seguro y barato, y al menos en nuestros ratones con Alzheimer, tan eficaz como cualquier producto diseñado por las compañías farmacéuticas», dice él.

Aunque Arendash asegura que el «café descafeinado» no reduce el beta-amiloide tóxico en los animales, otros investigadores sugieren que éste también tiene beneficios para el cerebro, posiblemente por sus antioxidantes. (Véase «Di sí al café», pág. 96.)

¿Qué hacer? Si no tienes problemas por ingerir altas dosis de cafeína, puedes plantearte tomar de 400 a 500 mg al día para evitar la pérdida de memoria y el Alzheimer. También puedes tomar tabletas de 200 mg de cafeína y partirlas por la mitad para una dosis de «una taza» de 100 mg, dice Arendash. Otras fuentes habituales de cafeína son: el té (un tercio que el café), las colas y las bebidas energéticas, como el Red Bull.

Cada persona responde de forma diferente a la cafeína y puede tener contraindicaciones, como ansiedad, nerviosismo, insomnio, dolores de cabeza e hipertensión. Toma tus bebidas con cafeína por la mañana si tienes tendencia al insomnio. Las personas con hipertensión no controlada y las embarazadas no deberían tomar mucha cafeína, dice Arendash. Los médicos también aconsejan a ciertos pacientes con problemas cardiacos que no tomen mucha cafeína. Si no sabes si tomar una dosis alta de cafeína es aconsejable para ti, consulta a tu médico. O bien, para beneficiarte de algunos de los efectos del café, excepto los de la cafeína, bébelo descafeinado.

17

Cuenta las **calorías**

Come menos para recordar más

Si las personas redujeran el número de calorías que ingieren, el índice de envejecimiento de su cerebro sería más lento, lo que se traduciría en un mejor funcionamiento y en menos Alzheimer. Innumerables estudios con ratones, ratas y monos que sacrificaron un estómago lleno por la ciencia dan fe de ello. Alimentar a animales de laboratorio con sólo el 70 por ciento de las calorías habituales durante la mayor parte de su vida o toda ella ha producido grandes beneficios.

Los monos rhesus que siguieron una dieta baja en calorías durante toda su vida mostraron una atrofia cerebral (reducción) relacionada con la edad en ciertas regiones del cerebro notablemente inferior a la de los monos que siguieron dietas normales, según observó el eminente investigador Richard Weindruch, de la Universidad de Wisconsin, Madison. Asimismo, cuando los investigadores de la Facultad de Medicina de Monte Sinaí alimentaron monos con una dieta pobre en hidratos de carbono durante toda su vida, sus cerebros mostraron menos depósitos del pegajoso beta-amiloide característico del Alzheimer.

Lo más alarmante es que un exceso de calorías produjo pérdida de memoria y destrucción del tejido cerebral en las ratas jóvenes de los experimentos realizados en el Instituto Nacional del Envejecimiento. A los tres meses de comer lo que les apetecía, las ratas presentaban un gran déficit de memoria, y lo más asombroso es que en la autopsia tenían sólo la *mitad* de neuronas del cerebro que las ratas que habían estado sometidas a una dieta baja en calorías. Los investigadores de la Universidad de Columbia descubrieron que en las personas que comieron diariamente más calorías durante un periodo de cuatro años, el riesgo de desarrollar Alzheimer era un 50 por ciento superior al de las que comieron menos.

No es de extrañar que varios estudios nos sugieran que las personas que reducen su ingesta de calorías mejoran algunos aspectos de su memoria y padecen menos inflamación en el cerebro, al tiempo que tienen la presión sanguínea más baja y un mayor rendimiento de la insulina, factores que cuando se descontrolan favorecen el Alzheimer.

¿Qué hacer? Mide las calorías, porque el exceso de ellas conduce al sobrepeso, a la obesidad, la diabetes y la hipertensión, factores que aceleran el envejecimiento del cerebro y el Alzheimer. De hecho, el mero procesamiento de las calorías puede provocar un daño oxidativo en las neuronas del cerebro. Es una buena estrategia de vida resistirse a ingerir más calorías de las que necesitas, incluso ya desde una etapa temprana de la vida.

Importante: los expertos no recomiendan que las personas mayores y frágiles o las que ya padecen Alzheimer tomen menos calorías para intentar mejorar la memoria o retrasar la enfermedad. Es demasiado tarde para notar algún efecto, y provocaría adelgazamiento y mala nutrición, que para una persona anciana puede ser peor que comer demasiado. La cuestión es que al restringir las calorías desde joven se retrasa el deterioro del cerebro en la edad avanzada. Se trata, pues, de una medida preventiva, no de un tratamiento.

18

Cuidado con la **enfermedad celíaca**

Sorpresa: la alergia al trigo puede envenenar tu memoria

¿Y si pudieras curar los problemas de memoria simplemente tomando menos cereales? Se puede. Los médicos israelíes descubrieron recientemente que dos mujeres a las que se les había diagnosticado Alzheimer, en realidad padecían una enfermedad autoinmune hereditaria, una alergia al gluten de los cereales que se conoce como enfermedad celíaca. A las mujeres les dieron una dieta sin gluten —nada de trigo, centeno, cebada o avena—. Milagrosamente, recuperaron la memoria. Desapareció su «Alzheimer».

Confundir los síntomas de la enfermedad celíaca con el Alzheimer no es tan raro. Los médicos de la Clínica Mayo de Rochester, Minnesota, descubrieron hace poco que muchas personas mayores celíacas tenían demencia y deterioro cognitivo. De nuevo, una dieta sin gluten invirtió el problema de la pérdida de memoria y otros problemas cognitivos en algunas de ellas, pero no en todos los casos.

Aunque la enfermedad celíaca, o «intolerancia al gluten», se asocia a problemas neurológicos, los médicos no suelen tenerla en cuenta porque se considera una enfermedad de la infancia. Esto está cambiando, pero no con la suficiente rapidez como para evitar a infinidad de personas mayores la miseria de vivir con una demencia y otras enfermedades potencialmente reversibles, dice Yoav Lurie, anteriormente miembro del Centro Médico Sorasky de Tel Aviv. Actualmente, nos dice, se están diagnosticando más casos nuevos de intolerancia entre los 40 y los 50 años. Un tercio de los diagnosticados de enfermedad celíaca en un estudio tenían más de 65 años.

Sin embargo, en una encuesta reciente, sólo el 32 por ciento de los médicos de familia de Estados Unidos sabía que la intolerancia al gluten es común en los adultos. Los gastroenterólogos canadienses de la Universidad de Columbia Británica han recomendado que a las personas mayores con signos inexplicables de demencia se les hagan pruebas para averiguar si son celíacas.

¿Qué hacer? Aunque sea como disparar a ciegas, pídele a tu médico que te haga una prueba de intolerancia al gluten (un análisis de sangre, y una biopsia del intestino delgado si procede) si sospechas que hay alguna conexión con tu pérdida de memoria, especialmente si va acompañada de los síntomas celíacos típicos: gases, diarrea, dolor de estómago y adelgazamiento. La cura es no comer gluten durante el resto de tu vida. Y no te olvides que los adultos de todas las edades y los niños con misteriosos trastornos gastrointestinales también se la deberían hacer. Puede evitarnos toda una vida de sufrimiento, incluido un innecesario declive cognitivo y la demencia.

19

Date un gusto con el chocolate

Favorece la circulación sanguínea en el cerebro

Cuando los médicos de la Facultad de Medicina de Harvard estudian el chocolate, puedes estar seguro de que no se trata de un mito. Sí, es cierto: comer chocolate puede ayudarte a salvar tu cerebro.

El cacao, principal ingrediente del chocolate, contiene altísimas concentraciones de unos antioxidantes denominados flavonoides, que poseen grandes propiedades para proteger el corazón y el cerebro. Por ejemplo, investigadores escoceses descubrieron que comer un poco más de 15 g al día de chocolate negro que contenga 500 mg de flavonoides de cacao (Acticoa®, del chocolatero belga Barry Callebaut) durante dos semanas bajaba significativamente la presión sanguínea. Hay al menos tres estudios que recomiendan consumir chocolate para prevenir los accidentes cerebrovasculares. El chocolate también posee propiedades antiinflamatorias y anticoagulantes.

El descubrimiento más importante: beber cacao rico en flavonoides aumenta la circulación sanguínea en el cerebro. Esto es de gran importancia porque con el tiempo se produce una disminución gradual del flujo sanguíneo que puede privar al cerebro de oxígeno y nutrientes, provocando daños estructurales, deterioro cognitivo y demencia. Las resonancias magnéticas suelen detectar la falta de riego sanguíneo cerebral en pacientes con Alzheimer. Otro dato interesante: la mejora de la circulación sanguínea en el cerebro parece estimular la regeneración de las neuronas y la creación de otras nuevas, proceso denominado neurogénesis. En resumen, mantener un buen riego sanguíneo en el cerebro es de suma importancia para retrasar el declive cognitivo y la demencia.

El catedrático de la Facultad de Medicina de Harvard, Norman Hollenberg, experimentó con personas de edades comprendidas entre los 59 y los 83 años suministrándoles dos tazas de cacao al día; cada una de ellas contenía una dosis de 451 mg de flavonoides. El riego sanguíneo de sus cerebros aumentó un promedio del 8 por ciento al cabo de una semana, y un 10 por ciento al cabo de dos. (Hollenberg utilizó una mezcla de cacao muy rica en flavonoides denominada Cocoapro, que le suministró Mars, Inc.)

Por otra parte, los investigadores de la Universidad Johns Hopkins han descubierto que comer los flavonoides del chocolate negro puede reducir la gravedad de posibles accidentes cerebrovasculares. Los ratones a los que se les suministró una modesta dosis de un flavonoide del chocolate denominado epicatequina sufrieron un daño cerebral muy inferior después de un accidente cerebrovascular al de los ratones que no habían sido alimentados con el componente del chocolate. Los investigadores explican que la epicatequina instalada en los cerebros de los ratones sirvió de antídoto ayudando a las neuronas del cerebro para que utilizaran sus propias defensas contra la agresión. «Incluso puede bastar con una pequeña dosis de este compuesto del chocolate» para desencadenar esta acción neuronal extraordinaria que, según los investigadores, redujo los efectos nocivos.

¿Qué hacer? Toma chocolate negro rico en flavonoides y bajo en grasas y calorías. El cacao en polvo tiene más flavonoides, dice la autoridad en chocolate Joe Vinson, catedrático de química de la Universidad de Scranton, Pensilvania. Tiene el doble de flavonoides que el chocolate negro, que a su vez tiene el doble de flavonoides que el chocolate con leche. El chocolate blanco no tiene ninguno. Puedes hacerte una idea del contenido de flavonoides por el porcentaje de cacao sólido de la etiqueta; muy alto sería del 70 al 80 por ciento, dice Vinson. Evita los productos procesados de chocolate holandeses, nos aconseja; están procesados con un agente alcalino que destruye los antioxidantes. Una barrita de chocolate negro de vez en cuando es aconsejable, suele tener los mismos flavonoides que un vaso de vino tinto. Pero las barritas de chocolate también tienen grasas, azúcar y calorías. La mejor opción: hazte bebidas con una mezcla de cacao en polvo rica en flavonoides, con agua o leche desnatada (fría o caliente), y un poco o nada de azúcar, o algún sucedáneo de endulcorante.

Mars ofrece una mezcla de cacao muy baja en calorías que se llama CirkuHealth, similar a la que utilizó Hollenberg en sus estudios. La compañía dice que dos o tres tazas de chocolate con su mezcla aportan aproximadamente 900 mg de flavonoides, la cantidad que se ha observado que aumenta el riego sanguíneo en el cerebro. Se puede conseguir en www.CirkuHealth.com.

20

Controla el **colesterol malo**

Tenerlo alto en la edad madura aumenta el riesgo de Alzheimer

A los cuarenta y tantos descubres que tienes el colesterol alto. Probablemente puede ser el preludio de una enfermedad cardiovascular. Puede que no sepas que también es un precursor del Alzheimer, según el mayor estudio realizado sobre el tema.

Los investigadores de la División de Investigación de Kaiser Permanente y de la Universidad de Kuopio de Finlandia recopilaron datos de casi 10.000 hombres y mujeres durante más de cuatro décadas. Su conclusión: el colesterol total alto (240 mg/dL o más) en la edad madura supone un incremento del 66 por ciento en el riesgo de desarrollar Alzheimer posteriormente. Incluso estar al límite del colesterol alto (200-239 mg/dL) en la edad madura eleva un 52 por ciento el riesgo de demencia vascular en la vejez.

Según los investigadores, la cuestión principal es que el colesterol total alto (la suma de LDL, HDL, VLDL y IDL) es una señal de advertencia temprana que aparece tres o cuatro décadas antes que la demencia. Por lo tanto, es importante bajar el colesterol en la edad madura, en vez de esperar a ser mayores (más de 70 años), y que ya sea demasiado tarde para frenar o invertir sus efectos sobre el cerebro. De hecho, no se sabe con seguridad si el colesterol alto en la vejez (después de los 70 años) sigue siendo una amenaza para el cerebro. En un estudio se observó que el deterioro gradual del colesterol total sufrido durante un periodo de diez a quince años, en hombres de 60 años que no se medicaban al respecto, realmente predecía demencia.

Los investigadores no pueden explicar de qué forma contribuye al Alzheimer el colesterol alto. Tienen la teoría de que demasiado colesterol favorece la producción del característico beta-amiloide, destruye los antioxidantes del cerebro que normalmente bloquearían el deterioro amiloideo, y desencadena una cascada de inflamación que destruye el tejido del cerebro.

También es importante: el principal sospechoso del Alzheimer, al igual que en las enfermedades cardiovasculares, es el denominado colesterol malo, LDL (lipoproteína de baja densidad), el que menos deseas tener. Por otra parte, el HDL (lipoproteína de alta densidad), conocido como colesterol bueno, puede ayudarte a conservar tu cerebro, así que de ése necesitas más. (Véase «Sube tu colesterol bueno HDL», pág. 161.)

¿Qué hacer? Revisa tu colesterol malo desde joven. Baja el malo y sube el bueno. Eso equivale a seguir la saludable dieta mediterránea —baja en grasas saturadas y trans, con mucho pescado, frutas, verduras y cereales integrales—, hacer ejercicio aeróbico, mantener un peso normal y, si se precisa, tomar medicación contra el colesterol. (Véase «Sigue la dieta mediterránea», pág. 215, e «Indaga sobre las estatinas», pág. 277.)

21

Come alimentos ricos en **colina**

**La colina es una vacuna para el Alzheimer
en los bebés y una gran ayuda para el cerebro
cuando envejecemos**

La mujer puede reducir drásticamente el riesgo de que sus hijos padezcan Alzheimer comiendo huevos y otros alimentos ricos en colina cuando está embarazada, declara el eminente investigador Steven Zeisel, de la Universidad de Carolina del Norte. Con sus propias palabras: «Si tienes buena memoria en la vejez, dale las gracias a tu madre».

Por asombroso que nos parezca, el cerebro de un feto expuesto a un poco de colina extra, que es un aminoácido, desarrolla mejor su estructura, conexiones y capacidad intelectual para toda la vida, dice Zeisel. Él, junto a otros investigadores, lo descubrieron estudiando a los animales de su laboratorio. En un experimento, los investigadores de la Universidad Duke alimentaron a ratas embarazadas con dosis normales de colina, con dosis extra o sin colina. Las ratas a las que les administraron dosis extra tuvieron crías supereficientes, con mejores conexiones cerebrales y un «exceso de capacidad de memoria», es decir, aprendían más rápido, tanto de jóvenes como de adultas. Las ratas que no tomaron colina en el útero tenían cerebros más perezosos y mala memoria.

Lo más destacado es que cuando las crías que tenían el cerebro reforzado por la colina envejecieron, sus habilidades cognitivas no disminuyeron. *¡Las ratas con cerebros con un aporte extra de colina en el útero no experimentaron las deficiencias que suelen asociarse a la edad!* Sus cerebros estaban protegidos de la típica neurodegeneración asociada al declive de la memoria y el Alzheimer.

Para una función óptima, el cerebro necesita un constante aporte de colina a lo largo de toda la vida. Cuando el cerebro envejece no puede funcionar bien sin ella. Por una parte, las células nerviosas necesitan colina para sintetizar acetilcolina, el neurotransmisor de la «memoria», que se ha extinguido en los cerebros con Alzheimer. La colina también aleja a otros grandes villanos asociados al deterioro de la memoria: la inflamación y los niveles altos de homocisteína. Hay nuevas pruebas que dan testimonio de que la colina es un importante ingrediente contra el Alzheimer que se encuentra en la dieta mediterránea. Los investigadores de la Universidad de Atenas observaron que los griegos que tomaban más colina (más de 310 mg al día) tenían un 22 por ciento menos de concentración en la sangre de la proteína C-reactiva, uno de los marcadores más importantes de la inflamación, que los que tomaban menos (menos de 250 mg al día).

Los estadounidenses tienen una grave deficiencia de colina. Menos de un 10 por ciento ingiere la dosis adecuada. El cuerpo no la produce. La única forma de tener suficiente es a través de la comida o suplementos.

¿Qué hacer? Procura tomar suficiente colina: al menos 550 mg al día en el caso de los hombres y 425 mg al día las mujeres (450 mg durante el embarazo y 550 mg durante la lactancia). Comer huevos es una forma sencilla de asegurarse una dosis de colina, según Zeisel. Una yema de huevo grande contiene unos 125 mg de colina. No te preocupes si tomas demasiados huevos: a la mayoría de las personas no hace que les suba el colesterol ni favorecen las enfermedades cardiovasculares. Otras buenas fuentes de colina son el germen de trigo, los cacahuetes, pistachos, anacardos, almendras, gambas, pescado, carne y, entre las verduras, las espinacas, la coliflor y las coles de Bruselas.

Puedes tomar asimismo suplementos de colina, en pastillas o como lecitina, que también se llama fosfatidicolina. Revisa las etiquetas de los suplementos de lecitina para asegurarte de que aportan la cantidad deseada.

22

Pasión por la **canela**

Revitaliza la insulina debilitada, y tiene otros efectos

Tu cerebro puede deteriorarse debido a que tu insulina, la hormona que se supone que ha de alimentar a las neuronas llevándoles glucosa, no funcione correctamente. Por consiguiente, el cerebro puede carecer de glucosa y tener un exceso de insulina deficiente, lo que creará el caos, incluidos catastróficos aumentos de la proteína tóxica beta-amiloide, un sedimento pegajoso que es una de las principales causas del Alzheimer.

Bien, ¿qué puede hacer la tan común especia denominada canela? De hecho, bastante, según insiste Richard Anderson, y un experto en diabetes del Departamento de Agricultura de Estados Unidos. Ha descubierto que tomar canela refuerza la insulina débil e ineficaz, propiciando que ésta procese la glucosa con normalidad. Eso es muy importante porque unos 80 millones de estadounidenses tienen problemas con la insulina, lo que técnicamente se denomina «resistencia a la insulina», un síntoma de diabetes y prediabetes. Sin embargo, muchos no lo saben y sin quererlo exponen a sus neuronas a una degeneración progresiva.

Anderson se sorprendió ante el poder de la canela de invertir la resistencia a la insulina. En una prueba observó que los diabéticos que tomaron un cuarto de cucharadita de canela dos veces al día durante cuarenta días redujeron su glucosa en la sangre en ayunas hasta un 29 por ciento, lo que reflejó un notable aumento del poder de la insulina para procesar la glucosa. Un beneficio añadido: la canela también redujo hasta un 30 por ciento los triglicéridos, y un 25 por ciento el colesterol.

No es magia. Anderson ha identificado el ingrediente secreto más activo de la canela; una sustancia química denominada polímero de metilhidroxi chalcona (MHCP). El MHCP en los tubos de ensayo mejoró el procesamiento de la glucosa en la sangre de la insulina en un 2.000 por ciento, o lo que es lo mismo, lo multiplicó por veinte. La canela también retrasa la digestión de los alimentos muy dulces. El nivel de glucosa en la sangre de los sujetos suecos que se pusieron dos cucharaditas y media de canela en su arroz con leche sólo subió la mitad al cabo de noventa minutos, respecto al de los que comieron el arroz con leche sin canela.

Lo más sorprendente es que las últimas investigaciones de Anderson demuestran que la canela puede retrasar la génesis del Alzheimer. En los estudios de las neuronas del cerebro, un extracto de canela soluble en agua bloqueó la formación de los «filamentos tau», que son los que favorecen el inicio del Alzheimer. Pero Anderson se sorprendió aún más al descubrir que cuando el extracto de canela se incubaba en los tubos de ensayo con ovillos de tau, los destruía rápidamente. «La canela los rompía», dice. Anderson todavía no puede garantizar que la canela evite o elimine los tau del cerebro humano, pero es optimista al respecto. Él toma todos los días extracto de canela.

¿Qué hacer? Para protegernos contra la resistencia a la insulina, que puede terminar perjudicando a nuestras neuronas del cerebro, ponle canela a todo tipo de alimentos y bebidas. Media cucharadita al día es suficiente para la mayoría de las personas. También puedes tomar una dosis superior de sus ingredientes activos tomando un extracto de canela soluble en agua como suplemento dietético. Hay dos marcas patentadas de extractos de suplementos de canela que surgieron a raíz de las investigaciones de Anderson, que son Cinnulin PF (www.cinnulin.com) y CinSulin, que incluye cromo y se encuentra en las tiendas. ¿Qué dosis? «Al menos 250 mg dos veces al día, pero 500 mg dos veces al día es mejor», dice Anderson.

23

Di sí al **café**

Puede proteger tu cerebro de muchas formas

El café, que durante mucho tiempo se ha considerado una bebida poco saludable, ahora vuelve a resurgir como tónico para el cerebro a medida que envejecemos, y como medio para frenar varias enfermedades crónicas que favorecen el Alzheimer. Además, varios estudios sugieren que tomar café desde joven reduce el riesgo de demencia y Alzheimer. En un estudio longitudinal finlandés con hombres y mujeres que tomaban mucho café —de tres a cinco tazas al día— durante la edad madura, veinte años después se observó que su riesgo de desarrollar Alzheimer había descendido un 65 por ciento.

¿Cuál es el secreto del café? Que es antiinflamatorio, ayuda a bloquear los efectos nocivos del colesterol en el cerebro y reduce el riesgo de accidentes cerebrovasculares, depresión y diabetes, factores que favorecen la demencia. También es rico en antioxidantes y cafeína, ambos componentes muy importantes de la bioquímica del cerebro.

Pero no pensemos que del café lo único que importa es la cafeína. La asombrosa realidad es que el café, no las frutas y las verduras, es la principal fuente de antioxidantes en Estados Unidos. Por lo tanto, el café está actuando constantemente para combatir la muerte neuronal y lleva a cabo múltiples tareas para contrarrestar la diabetes, la hipertensión y los accidentes cerebrovasculares que provocan demencia.

Los estudios demuestran que en las mujeres que tomaban habitualmente dos o tres tazas de café al día, descafeinado o con *cafeína*, el riesgo de padecer accidentes cerebrovasculares era de un 10 a un 20 por ciento inferior. El riesgo de diabetes del tipo 2 descendió casi un tercio entre las personas que bebían más de tres o cuatro tazas de café al día, *con o sin cafeína*, en comparación con las que no tomaban café. Los expertos de Harvard dicen que el café puede mejorar la sensibilidad a la insulina, lo que explica esa extraordinaria reducción de la diabetes.

Luego tenemos el principal ingrediente psicoactivo del café: la cafeína. Para algunos investigadores, la cafeína es el principal factor protector del cerebro. Unos extraordinarios estudios de la Universidad de Florida del Sur parecen indicar que la cafeína pura, la cantidad que ingeriríamos en cuatro o cinco tazas de café, puede prevenir, e incluso erradicar parcialmente, la demencia que provoca el deterioro en los ratones viejos, al librarlos de sus toxinas de beta-amiloides. (Véase «No temas a la cafeína», pág. 75.)

¿Qué hacer? Si te gusta el café, y si tú le gustas a él, adelante. Aquí tienes unos sabios consejos de la Clínica Mayo: «A la mayoría de las personas parece que una dosis diaria moderada de café —de dos a cuatro tazas— no les perjudica, e incluso parece ayudarles». El café con cafeína puede tener efectos secundarios como la ansiedad, arritmias cardiacas, problemas de estómago o insomnio. Si no toleras la cafeína, escucha a tu cuerpo. Si tienes tendencia al insomnio, toma café con cafeína sólo a primera hora de la mañana. Si estás embarazada, evita o reduce la cafeína.

24

Construye una «Reserva Cognitiva»

Llena tu cerebro con toda una reserva de temas fascinantes

Si durante toda tu vida siempre introduces temas interesantes en tu cerebro, puede que ni te des cuenta de que padeces Alzheimer. Simplemente, tardarás más tiempo en percibir los síntomas y actuarás como si no existieran o no importaran; aunque las tomografías de tu cerebro revelen que es un desecho de placas, ovillos y otro tipo de basura.

Existe el concepto de «reserva cognitiva», que es estudiado por eminentes neurocientíficos de universidades como la de Columbia en Nueva York y el Centro Médico de la Universidad Rush de Chicago. La teoría explica la irracionalidad de que un cerebro devastado por el Alzheimer puede ser gobernado por una cabeza llena de recuerdos memorables, o «reservas», recopilados por el cerebro durante toda una vida. Esas reservas son cosas como la educación, el matrimonio, la socialización, un trabajo estimulante, habilidades lingüísticas, y un montón de actividades de ocio; las experiencias de

99

la vida que te ayudan a aparentar ser normal en el campo del conocimiento, aunque tu cerebro ya no lo sea.

El número de personas que pueden vivir con cerebros que tienen Alzheimer sin dar muestras de ello es alucinante. Un 25 por ciento de personas mayores con una patología plenamente desarrollada, no revelan ningún signo de ella en las pruebas cognitivas, según los investigadores británicos. En los estudios realizados en Estados Unidos se ha descubierto que un tercio de personas mayores normales sin signos de demencia, en realidad tienen lesiones cerebrales que garantizan el diagnóstico de Alzheimer.

Por extraordinario que parezca, muchas tomografías revelan cerebros cargados de beta-amiloide, sin embargo, las personas dan pocas muestras o ninguna de deterioro cognitivo. Los expertos atribuyen esta disparidad al poder de la alta reserva cognitiva de las personas para superar la manifestación de la patología.

Empezamos de niños a construir una reserva cognitiva, y seguimos a lo largo de toda nuestra vida. Refleja la combinación de todas las experiencias de nuestra vida, según Yaakov Stern, de la Facultad de Médicos y Cirujanos de la Universidad de Columbia, que es una autoridad en reserva cognitiva. Todos los estímulos buenos que le aportas a tu cerebro van sumando e incluso potencian sus beneficios entre ellos. Por consiguiente, la reserva cognitiva no es fija o estática; podemos ampliarla y reforzarla en cualquier etapa de nuestra vida.

Por lo visto no desaparece. Stern descubrió que las personas mayores que hacían más actividades, ya fueran de índole intelectual (leer, jugar a juegos, ir a clases de algo) o social (visitar a sus amistades y familiares) reducían su riesgo de demencia un 38 por ciento respecto a las personas menos activas mental y socialmente. Tras revisar 22 estudios sobre el tema, los investigadores australianos llegaron a la conclusión de que tener una buena reserva cognitiva reduce en un 46 por ciento las posibilidades de que te diagnostiquen Alzheimer, ¡casi a la mitad!

¿Cómo funciona? Los investigadores creen que el cerebro con más reserva cognitiva es más eficiente; en un estudio se relacionó el buen riego sanguíneo en el cerebro con una mayor reserva cognitiva. Por otra parte, quizá las personas con más reserva cognitiva también han desarrollado redes neurales adicionales para compensar su deterioro cerebral. Por ejemplo, las personas mayores activan más áreas del cerebro cuando procesan información que las jóvenes. Las que tienen una alta reserva cognitiva también tienen neuronas más grandes, y su cerebro se reduce menos con el envejecimiento.

¿Qué hacer? Manténte ocupado durante toda tu vida. Aunque el Alzheimer empiece a causar estragos en tu cerebro, una buena reserva cognitiva puede ayudarte a afrontar mejor el deterioro, retrasando la verdadera tragedia de esta enfermedad —los síntomas— durante años o incluso durante toda tu vida.

25

Sé consciente

Ser disciplinado y responsable reduce el riesgo del Alzheimer

El rasgo de la personalidad conocido como escrupulosidad describe a las personas que tienen autodisciplina, que tienen clara su meta, que son rectas, decididas, de confianza, concienzudas, cuidadosas, precisas, ordenadas, cumplidoras, detallistas y exigentes. Si estas palabras te describen a ti, puedes contar con que tienes menor riesgo de contraer Alzheimer que las personas con tendencias opuestas.

De hecho, los investigadores del Centro Médico de la Universidad Rush de Chicago observaron que los hombres y mujeres mayores con puntuaciones más altas en las pruebas que valoraban el grado de escrupulosidad, doce años después tenían sólo la mitad de probabilidades de desarrollar Alzheimer que los que habían puntuado menos que ellos. Los más escrupulosos también tenían menos tendencia a experimentar el deterioro cognitivo leve que precede al Alzheimer. Ser escrupuloso no tenía ningún efecto en los signos de la patología del cerebro, como las placas y ovillos propios del Alzheimer.

Entonces, ¿por qué el hecho de ser escrupuloso contrarresta el Alzheimer? Algunas teorías: la escrupulosidad ayuda a estimular los logros personales y el éxito en el entorno social, educativo y laboral, y todos estos aspectos se sabe que combaten el Alzheimer. Las personas concienzudas también son más resistentes y afrontan mejor las adversidades de la vida. Por lo tanto, también pueden ser más hábiles para eludir los problemas y los trastornos psicológicos crónicos, que aumentan el riesgo de demencia en la vejez.

¿Qué hacer? Alégrate si estás dentro de este perfil. Sigue siendo responsable, honrado y trabajador para que tu cerebro sea más resistente al Alzheimer. Es cierto que muchas personas escrupulosas también padecen esta enfermedad, pero en una etapa más tardía que las que siguen un estilo de vida menos concienzudo.

26

Elimina **el cobre y el hierro** de tu cerebro

Estos dos minerales pueden robarte la memoria y favorecer el Alzheimer

Después de los 50, puedes acumular un exceso de cobre y de hierro en el cerebro, lo que te hace más vulnerable a los problemas de memoria y al Alzheimer, según George J. Brewer, catedrático emérito de genética humana de la Facultad de Medicina de la Universidad de Michigan. En su último informe publicado en la 0revista de la Sociedad Química Americana, *Chemical Research in Toxicology*, revela pruebas sorprendentes de esta amenaza.

El mero hecho de añadir cobre o hierro al agua de los animales de laboratorio hace que aumenten en sus cerebros los depósitos de beta-amiloide propios del Alzheimer y deteriora su funcionamiento cognitivo. El cobre también obstaculiza la capacidad del cerebro para deshacerse de las placas de amiloides. Unos estudios italianos muestran que cuanto más cobre circula en la sangre de los pacientes de Alzheimer, más bajo es su rendimiento cognitivo y más rápido se deteriora. Muchas investigaciones confirman que el hierro y el cobre pueden crear reacciones tóxicas que matan las neuronas y otras células.

Unos de los hallazgos más estremecedores procede de un estudio de la eminente investigadora del Alzheimer, Martha Clare Morris, de la Universidad Rush de Chicago. Comparó las dietas y el deterioro cognitivo de 3.700 hombres y mujeres mayores durante seis años. Los que ingirieron más cobre y siguieron dietas ricas en grasas saturadas y trans, tuvieron un deterioro cognitivo más rápido, similar al declive típico de una persona que ha envejecido *diecinueve años* en lugar de sólo seis: es decir, ¡*triplicaron* el índice esperado de deterioro cognitivo!

«Es aterrador», dice Brewer, sobre todo porque el cobre procedía principalmente de suplementos de vitaminas y minerales, no de alimentos ricos en cobre. Brewer dice que las deficiencias de cobre no son habituales, y que consumir suplementos de cobre puede poner en peligro un cerebro que ya se está haciendo viejo.

El exceso de hierro es una consabida toxina para el cerebro. Las personas que tienen un nivel demasiado alto de hierro tienen más tendencia a la ateroesclerosis y a la neurodegeneración. Los pacientes de Alzheimer suelen tener grandes depósitos de hierro, y los estudios indican que eliminar ese hierro por medio de fármacos quelantes puede retrasar el avance de la demencia.

¿Qué hacer? Éste es un consejo de Brewer y de otros expertos: no tomes suplementos de hierro si eres mujer y tienes más de 50 años (o ya has pasado la menopausia) o si eres hombre adulto, salvo que te lo haya recetado un profesional de la salud. Intenta evitar suplementos nutricionales que contengan cobre si comes muchas grasas saturadas o grasas trans. Muchas compañías ofrecen complejos multivitamínicos sin hierro ni cobre; puedes encontrarlos en Internet. Come menos carne; es rica en cobre y es propensa a absorber hierro del tipo hemo. Procura no beber agua que circule por cañerías de cobre. Compra agua destilada (desmineralizada), que esté limpia de todos los minerales, incluido el cobre. También puedes utilizar un filtro casero para purificar el agua del grifo y para cocinar. Otras formas de bajar el nivel de hierro: dar sangre, beber té (quelata el hierro), tomar suplementos de ácido alfalipoico. (Véase «Bebe té», pág. 293, y «Piensa en el ácido alfalipoico y el ALC», pág. 32)

27

Come **curry**

**Contiene un ingrediente que puede eliminar
las placas nocivas de tu cerebro**

¿Por qué India tiene uno de los índices más bajos del mundo
de Alzheimer? Es cierto. Las investigaciones de la Universidad de Pittsburgh revelan que las personas mayores de la India rural tienen cuatro veces menos probabilidades de padecer Alzheimer que las de Pensilvania. Una de las teorías es
que el curry es uno de los pilares de este país, y el polvo lleva una especia naranja llamada cúrcuma, que está cargada de
curcumina, un componente que se ha comprobado que frena
el deterioro cognitivo tanto en animales como en humanos.
En un estudio se comprobó que los asiáticos mayores que tomaban aunque sólo fuera pequeñas cantidades de curry obtenían mejores resultados en las pruebas cognitivas. Aunque
sólo tomaran curries «amarillos» una vez cada seis meses, ya
daban muestras de notables mejoras cognitivas.

Dos célebres investigadores, Gregory Cole y Sally Frautschy, del Centro para la Investigación del Alzheimer de la UCLA,

que han estudiado a fondo la curcumina, dicen que es un potente antiinflamatorio y antioxidante, que puede frenar la formación de depósitos de beta-amiloide, responsables del Alzheimer, en los animales de laboratorio. Los ratones alimentados con dosis bajas de curcumina tenían un 40 por ciento menos de placas que los que siguieron la dieta normal.

Y lo que es mejor: además de bloquear la acumulación de placas de amiloide, la curcumina también destruye las *existentes*, propiciando su desintegración. Resumiendo, la curcumina ayudó a disolver las placas existentes en los cerebros de los animales, retrasando su deterioro cognitivo y evitando el Alzheimer. Dosis bajas durante un periodo largo eran más eficaces que dosis altas administradas con menos frecuencia, según observaron esos investigadores.

Cuando se combina con la vitamina D, la curcumina puede incluso ser más potente para estimular el sistema inmunitario a deshacer los depósitos de beta-amiloide del cerebro, según otros investigadores de la UCLA. (Véase «No descuides la vitamina D», pág. 315.)

La curcumina también tiene grandes propiedades contra el cáncer y la obesidad, tal como ha demostrado el Centro para el Cáncer M. D. Anderson de la Universidad de Texas. Concretamente, la curcumina puede ayudar a invertir la resistencia a la insulina, el exceso de glucosa en la sangre y el colesterol alto, que se asocian tanto a la obesidad como al Alzheimer, según los estudios.

Si el curry fuera un alimento básico en todas partes, como en India, todos tendríamos menos tendencia al deterioro cognitivo y al Alzheimer.

¿Qué hacer? Ponle curry a tus platos con frecuencia. Un experto recomienda dos o tres veces a la semana, pero aunque sólo sea de vez en cuando, siempre es mejor que nada. Toma curry amarillo, puesto que significa que lleva cúrcuma y por lo tanto curcumina; los curries verdes y rojos no tienen curcumina. Asegúrate de que el curry contiene poca grasa porque así absorberás mejor la curcumina.

Otro consejo: consume cúrcuma directamente. Puedes añadirla libremente a los platos asiáticos, indios y africanos de arroz, verduras, pollo y pescado, fritos y guisados.

Busca también suplementos con curcumina, que están comercializados por muchas compañías, aunque la curcumina es difícil de absorber. La UCLA desarrolló una pastilla «optimizada» para sus pruebas clínicas denominada Longvida, que parece que se absorbe mucho mejor y no es tóxica en dosis inferiores a 4 g al día. La comercializa Verdue Science y puedes comprarla *online* en www.longvida.com. Dos cápsulas de 500 mg se considera una dosis apropiada para los adultos; una dosis más alta podría hacer más daño que bien. Sin embargo, todavía no se ha avalado científicamente que la curcumina pueda prevenir el Alzheimer. Las primeras pruebas de la UCLA con dosis altas fracasaron en cuanto a aportar beneficios significativos a las personas que ya tenían la enfermedad.

28

Prueba la **dieta DASH**

**Puede ayudarte a mejorar tus resultados
en las pruebas de memoria**

La denominada dieta DASH (*Dietary Approaches to Stop
Hypertension*, Enfoques dietéticos para frenar la hipertensión), que ha obtenido grandes resultados para reducir la hipertensión, tiene un beneficio inusitado: estimula la memoria de las personas mayores, según Heidi Wengreen, de la Universidad Estatal de Utah. En un estudio que duró once años hizo pruebas a 3.831 personas de más de 65 años para comprobar en qué medida se ceñían a la dieta. Asimismo, los participantes hacían periódicamente pruebas estándar para medir sus índices de deterioro de la memoria. Los que más seguían la dieta revelaron el menor índice de declive cognitivo, mientras que los que se la pasaban por alto tenían una mayor pérdida de memoria.

La dieta fue especialmente diseñada por los Institutos Nacionales de la Salud para que incluyera alimentos y nutrientes que se sabe que bajan la presión sanguínea. Éste es el régimen diario: de 7 a 8 raciones de cereales al día, 4 o 5 de frutas, 4 o 5 raciones de verduras, 2 o 3 raciones de lácteos desnatados, y 1 o 2 raciones de carne. También recomendaban 5 raciones de frutos secos, legumbres o semillas a la semana.

Los investigadores admiten que la dieta DASH no es fácil de seguir y que ninguno de los participantes del estudio lo hizo al cien por cien. Curiosamente, identificaron cuatro grupos de alimentos que eran los que más beneficiaban para mejorar los resultados de las pruebas de memoria: las verduras, los cereales integrales, los lácteos desnatados, y los frutos secos y legumbres.

Los investigadores británicos también han descubierto uno de los grandes secretos del éxito de la dieta DASH: que está cargada de verduras. Las hortalizas como la remolacha, las espinacas y otras verduras de hoja verde, están cargadas de nitrato inorgánico, que en el cuerpo se transforma en óxido nítrico, una sustancia que se sabe que relaja los vasos sanguíneos y baja la presión sanguínea. En los ensayos clínicos con personas que padecen hipertensión, la dieta DASH bajó su presión sistólica a 11 mm Hg. Lo mismo que puedes esperar de un medicamento para la hipertensión.

¿Qué hacer? Si no te ves capaz de seguir la dieta DASH al pie de la letra, haz lo que puedas. Tal como dijo uno de los investigadores, todo lo que hagas para prevenir el Alzheimer y conservar la función cognitiva es acumulativo. Cualquier cosa que hagas puede suponer mucho en el futuro. Otra ventaja: la dieta DASH, con trucos y recetas, puedes conseguirla gratis en el sitio web de los Institutos Nacionales de la Salud. Búscala en www.nhlbi.nih.gov/health/public/heart/hbp/dash/.

29

Supera la **depresión**

**Es un factor de riesgo para el Alzheimer,
no un síntoma**

Estás deprimido y tus facultades cognitivas no funcionan
como antes. ¿Es motivo de preocupación? Sí, según los expertos. Saben que la depresión es bastante frecuente entre las
personas mayores con deterioro cognitivo leve y con Alzheimer. Pero ¿es la depresión la causa del trastorno o es un signo
sutil prematuro de la patología subyacente del Alzheimer?
¿Es la causa o la consecuencia?

Durante años los médicos pensaron que la depresión era
uno de los síntomas de la enfermedad. Ahora, los investigadores sugieren que puede ser a la inversa: que la depresión es
realmente un factor de riesgo que te hace más vulnerable a desarrollar el Alzheimer. En resumen, prevenir o tratar la depresión puede salvarte de un desastre inminente en tu cerebro.

Por ejemplo, los investigadores de la UCLA descubrieron
que las personas deprimidas con problemas de memoria leves
tenían más probabilidades de terminar padeciendo Alzheimer

que las no deprimidas. Cuanto más profunda era la depresión, mayor el riesgo.

En un estudio hecho en Francia, las mujeres mayores con deterioro leve en agilidad mental que también estaban deprimidas tenían el doble de riesgo de desarrollar Alzheimer. Además, si estás deprimido, es más fácil que lo desarrolles a una edad más temprana, según recientes descubrimientos de la Universidad de Miami.

Robert S. Wilson, neuropsicólogo del Centro Rush para la Enfermedad de Alzheimer de Chicago, tiene la teoría de que la depresión debilita la «reserva neural» del cerebro, es decir, su capacidad para soportar la patología que acompaña al Alzheimer. Resumiendo, según él, la depresión produce unos cambios en el cerebro que minan su resistencia natural a la enfermedad.

El mensaje claro es que: si estás deprimido, tienes más tendencia a desarrollar Alzheimer prematuro, especialmente si ya padeces problemas de memoria relacionados con la edad.

¿Qué hacer? No descuides la depresión, especialmente si has observado que tienes problemas de memoria. Medicamentos, como los antidepresivos, y otras terapias como hacer ejercicio, pueden ser muy útiles. Los investigadores de la UCLA también descubrieron que el Aricept (donepezil), un medicamento para el Alzheimer, retrasaba significativamente la progresión que se produce desde los problemas de memoria leves hasta el Alzheimer, en las personas deprimidas.

30

Prevén y controla la **diabetes**

¿Es el Alzheimer la diabetes del cerebro?

Lo que hace una década nos parecía extraño, ahora se da por hecho: la diabetes del tipo 2 te hace más vulnerable al Alzheimer. Los estudios demuestran que puede duplicar o incluso triplicar el riesgo; cuanto antes se declara la diabetes, mayor es la probabilidad de caer en la demencia. La relación es tan estrecha que muchos expertos se refieren al Alzheimer como la «diabetes del cerebro» o «diabetes del tipo 3».

Todavía no se sabe a ciencia cierta cómo la diabetes se convierte en Alzheimer, pero aquí tenemos una de las principales teorías: los dos trastornos tienen causas genéticas similares: obesidad, hipertensión, colesterol alto, triglicéridos altos, dietas ricas en grasas y azúcares, falta de actividad física, además de exceso de glucosa en la sangre e insulina disfuncional. Todo ello puede perjudicar al cerebro de varias formas: destruyendo las neuronas, diseminando semillas tóxicas de la demencia y aumentando la inflamación y el riesgo de accidentes cerebrovasculares. Es decir, la diabetes puede ocasionar múltiples daños al cerebro.

Además, los daños sutiles al cerebro se producen mucho antes de que se manifieste la diabetes o de que aparezcan los problemas de memoria, a medida que el cuerpo va perdiendo la capacidad de regular la glucosa en la sangre. En los diabéticos diagnosticados, los resultados en las pruebas de memoria bajan a medida que empeora el control del azúcar.

Afortunadamente: controlar la glucosa en la sangre ayuda a frenar la demencia. Rachel A. Whitmer, de la División de Investigación de Kaiser Permanente de Oakland, California, ha demostrado que el riesgo de padecer Alzheimer disminuye cuando baja la glucosa en la sangre. Sin lugar a dudas, un buen control de la glucosa en la sangre ayuda a prevenir la demencia, nos dice.

Suzanne Craft, catedrática de psiquiatría en la Facultad de Medicina de la Universidad de Washington, descubrió que una dieta pobre en grasas saturadas y en azúcar, al normalizar la insulina, reducía las probabilidades de que los diabéticos padecieran Alzheimer. ¡Con ese tipo de dieta, los niveles de beta-amiloide del cerebro, la principal característica del Alzheimer, bajaron un 25 por ciento!

Hacer ejercicio y adelgazar son grandes antídotos para la diabetes, dice un estudio longitudinal de la Facultad de Medicina Albert Einstein de la Universidad Yeshivá. Los individuos con mayor riesgo (los que tenían un nivel alto de glucosa en la sangre y resistencia a la insulina) que hacían ejercicio moderado durante media hora al día, cinco días a la semana y que perdieron el 7 por ciento de su peso corporal, redujeron su riesgo de padecer diabetes nada menos que un 58 por ciento en el transcurso de tres años. Y la estrategia fue válida hasta diez años después. El grupo de más de 60 años fue el que más se benefició, lo que llevó a los investigadores a decir: nunca es demasiado tarde para prevenir la diabetes.

Otras formas interesantes de vencer la diabetes son: seguir la dieta mediterránea, que reduce el riesgo de diabetes en un 83 por ciento. Los hombres que conservan su cintura (73 a 87 cm en vez de 101 a 157 cm) reducen su riesgo unas doce veces. Comer mucha fibra de los cereales (17 g al día) reduce el riesgo de diabetes un 27 por ciento. Las mujeres que dieron de mamar redujeron su riesgo de padecer diabetes. Y los diabéticos que corrigieron sus problemas periodontales mejoraron su control de la glucosa en la sangre.

¿Qué hacer? Haz todo lo posible por mantener un nivel adecuado de glucosa en la sangre y evitar la resistencia a la insulina, para no desarrollar diabetes. Es muy importante que no abuses de las grasas saturadas ni del azúcar, que hagas ejercicio regularmente y mantengas un peso normal. Si eres diabético, haz lo mismo, pero toma también la medicación. Aunque la diabetes del tipo 2 se ha convertido en una epidemia, que a su vez anuncia una epidemia de Alzheimer, existen pruebas contundentes de que podemos derrotarlas a ambas cambiando la dieta, el estilo de vida y las terapias médicas. (Véase también «Mantén niveles normales de insulina», pág. 186, y «Hazte un análisis rápido de glucosa en la sangre», pág. 70.)

31

Consigue el **diagnóstico** correcto

Si se trata de otra cosa, has de saberlo *ahora*

Dar por hecho demasiado rápidamente que una persona mayor tiene Alzheimer o una pérdida de memoria debida a la edad puede ser desastroso, porque en ocasiones supone que la verdadera causa quede sin tratar. Un ejemplo del popular blog Alzheimer's Reading Room: «El internista de mi padre le diagnosticó Alzheimer el año pasado (entonces tenía 80 años) y le recetó una medicación que parecía no hacerle nada. Hasta que le llevé al neurólogo no nos enteramos de que tenía un tumor benigno en el cerebro».

Recuerdos mezclados, confusión, cambios de personalidad y de estado de ánimo, pérdida del equilibrio y otros cambios que se parecen a los síntomas del Alzheimer pueden deberse a muchas otras causas que son tratables, incluida una deficiencia de vitamina B_{12}, bastante común en las personas mayores; una infección en el cerebro como la meningitis o encefalitis; microinfartos cerebrales; una lesión en la cabeza, depresión; efectos secundarios de otras medicaciones; demencia vascular; irregularidades del tiroides; e incluso enfermedad celíaca (comúnmente conocida como intolerancia al gluten), cada vez más frecuente en las personas mayores. (Véase «Cuidado con la enfermedad celíaca», pág. 81)

De hecho, los diagnósticos iniciales de Alzheimer suelen ser erróneos de un 20 a un 30 por ciento de las veces, dice P. Murali Doraiswamy, jefe de psiquiatría biológica del Centro Médico de la Universidad Duke y autor del libro *The Alzheimer's Action Plan.*

Los médicos, especialmente los neurólogos y geriatras, cuentan con nuevos métodos, entre los que se incluyen los escáneres cerebrales, que ayudan a diferenciar el Alzheimer (una progresiva degeneración del cerebro) de condiciones temporales y corregibles que ofuscan a un cerebro que envejece. Aunque la autopsia es la única confirmación certera, ahora los especialistas saben que pueden diagnosticarlo con exactitud un 90 por ciento de las veces, utilizando exámenes psiconeurológicos y pruebas, análisis de sangre básicos, y mediante tecnologías de imagen, como resonancias magnéticas y TAC. Si se trata de alguna otra patología, es mejor saberlo *ahora* para seguir el tratamiento adecuado antes de que sea demasiado tarde. ¿Cómo te sentirías después si supieras que podías haber evitado una pérdida irreversible, simplemente porque no le dedicaste el tiempo suficiente para desenmascarar el «Alzheimer»?

¿Qué hacer? Si sospechas que tienes Alzheimer, ve al neurólogo, preferiblemente a un geriatra, que pueda hacerte las últimas pruebas y que tenga experiencia en reconocer los trastornos del cerebro. No dudes en preguntarle a tu médico de familia para que te derive al especialista en geriatría; conseguir una segunda opinión de otro médico es una buena práctica médica habitual. Si vives cerca de una Facultad de medicina, averigua si tiene especialistas de Alzheimer o un departamento de geriatría. La mayoría de los hospitales también tienen geriatras en su equipo médico. Una de las mejores formas de conseguir que te deriven de forma rápida y segura a un especialista para que te haga las pruebas pertinentes es contactar con la Asociación para el Alzheimer, en www.alz.org, o llamando al 800-272-3900.

También pueden hacerte una revisión médica o un diagnóstico en uno de los 30 Centros para el Alzheimer patrocinados por el Instituto Nacional del Envejecimiento. Para su localización e información, véase pág. 341.

32

Conoce los **primeros signos del Alzheimer**

Sorpresa: la memoria no es lo primero que se va

¿Cuándo se vuelve anormal el envejecimiento? ¿Cuáles son los primeros signos de conducta identificables de que tu cerebro puede estar encaminándose hacia el Alzheimer? La respuesta más habitual es: cuando tu memoria empieza a causarte problemas. Pero los problemas de memoria no son el primer indicio, según un estudio longitudinal a gran escala de treinta años de duración, realizado conjuntamente por las universidades de Washington y de Kansas.

Según dicho estudio, un año o dos antes de que se manifiesten los problemas de memoria y tres años antes de que se diagnostique el Alzheimer, las facultades visuoespaciales empiezan a deteriorarse. Puedes observar un declive en la percepción de profundidad, dice el jefe de investigación James Galvin, catedrático adjunto de neurología en la Facultad de Medicina de la Universidad de Washington. Vas a coger un vaso de agua y se te cae. O no puedes colocar la raqueta o el palo de golf correctamente para darle a la pelota o a la bola. Te cuesta más aparcar. Calculas mal la distancia para cruzar la calle. Hacer un rompecabezas o interpretar un mapa te cuesta más y te frustras.

Galvin también descubrió que los lapsos mentales o «momentos seniles», en los que momentáneamente te olvidas de lo que estás haciendo, pueden señalar el desarrollo del Alzheimer. Estos episodios se llaman «fluctuaciones mentales» e incluyen somnolencia diurna excesiva, quedarse embobado durante bastante rato y pensamiento desordenado o ilógico. No todas las personas que tienen «momentos seniles» están al borde de la demencia, dice Galvin. Sin embargo, pudo constatar que las personas mayores que experimentan frecuentemente fluctuaciones mentales tienen 4,6 veces más probabilidades de que les diagnostiquen Alzheimer.

La pérdida del olfato también puede ser una señal temprana. Las personas mayores con problemas para identificar las fuentes de los olores como el del clavo, limón, piña y humo tenían un 50 por ciento más de probabilidades de desarrollar problemas leves de memoria que podrían conducir al Alzheimer, que las que tenían un sentido normal del olfato, según las investigaciones del Centro Médico de la Universidad Rush de Chicago.

Además, los escáneres del cerebro revelaron que las personas con un sentido del olfato deteriorado tenían más depósitos de beta-amiloide tóxico, aunque no tuvieran problemas de memoria.

Otros signos tempranos del Alzheimer según los expertos de la Universidad Johns Hopkins, son hacer varias veces la misma pregunta; tener dificultades para encontrar la palabra correcta; poner las cosas en sitios raros y no encontrarlas (como, por ejemplo, las llaves en la nevera); conductas atípicas; lapsos en opinar, problemas con la aritmética mental y en el manejo del dinero, y volverse apático y retraído.

¿Qué hacer? Sin duda alguna, estar al tanto de los problemas de memoria, que son un signo clásico del Alzheimer. (Véase «Reconoce tus problemas de memoria», pág. 218.) Pero observa también los signos anteriores a la pérdida de memoria, incluidos el declive visuoespacial, las fluctuaciones mentales, la reducción del sentido del olfato, así como signos más serios a medida que progresa la enfermedad. Coméntale tus dudas a tu médico, que sabrá qué pruebas recomendarte, quizás hasta un sofisticado escáner cerebral. Galvin dice que cuanto antes se identifican los signos del Alzheimer, más éxito pueden tener las intervenciones, incluidas las modificaciones en el estilo de vida y las medicaciones. Las investigaciones hacen hincapié en identificar la enfermedad en sus inicios, si es posible, antes de que la memoria quede irreversiblemente dañada.

33

Sé **sociable** y **optimista**

El distrés* y la preocupación provocan olvido y demencia

¿Te preocupas con facilidad, o mantienes la calma y estás relajado? ¿Eres tímido y te angustias, o eres sociable y extrovertido? ¿Tienes cambios de humor y tiendes a preocuparte, o eres alegre y rara vez te vienes abajo? ¿Eres optimista o pesimista? Probablemente adivinarás qué rasgos de la personalidad complacen más a tu cerebro.

Sí, las personas positivas, extrovertidas, sociables, relajadas, tienen menos riesgo de desarrollar problemas de memoria y demencia cuando envejecen. De hecho, las personas alegres y extrovertidas tenían un 50 por ciento menos de probabilidades de desarrollar Alzheimer que las preocupadas y pesimistas, en un estudio que realizó el Instituto Karolinska de Suecia a más de 500 personas mayores.

---

* Sufrimiento psicológico por preocupación excesiva, con múltiples manifestaciones, como insomnio, angustia, tensión muscular. *(N. de la T.)*

Robert S. Wilson y sus colaboradores del Centro Médico de la Universidad Rush de Chicago, han descubierto indicativos de demencia similares en la personalidad, en sus investigaciones con hombres y mujeres mayores que participaron en el estudio longitudinal llamado Estudio de las Órdenes Religiosas. En ellos [hermanos, hermanas y sacerdotes], los que tenían tendencia al distrés crónico y a las emociones negativas tenían el doble de riesgo de desarrollar Alzheimer que los que tenían una leve «tendencia al distrés». Lo más llamativo es que la memoria episódica —la capacidad de recordar una lista de palabras o de detalles de una historia— se deterioraba diez veces más rápido en los que padecían distrés que en los que se tomaban las cosas con más calma.

Pero lo más importante es que los investigadores descubrieron que el distrés crónico (el término psicológico es «neuroticismo») también predecía quién iba a desarrollar un «deterioro cognitivo leve», fase transitoria entre la normalidad y la demencia. Un hombre o una mujer con tendencia al distrés tenían un 40 por ciento más de probabilidades de entrar en la peligrosa zona gris del deterioro cognitivo que una persona sin ese rasgo de la personalidad.

Lo que es realmente curioso es que las personas con tendencia psicológica al distrés y con un mayor riesgo de Alzheimer, no tenían las típicas placas y ovillos neurofibrilares que caracterizan la enfermedad. Por lo tanto, sigue siendo un misterio de qué forma el distrés psicológico hace más vulnerable a una persona a padecer un deterioro de la memoria y presentar síntomas de Alzheimer, dice David Bennett, de la Universidad Rush y coautor del estudio del distrés. Añade que ha observado que el 90 por ciento de las personas con síntomas clínicos de Alzheimer también tienen la grave patología distintiva en el cerebro, excepto en los casos de distrés psicológico. Hay, según él, algún otro factor en juego en todo esto que todavía no hemos descubierto.

¿Qué hacer? Aunque Wilson observa que los rasgos de la personalidad tienden a persistir durante toda la vida, ser consciente de que preocuparte, hundirte por pequeños percances, padecer estrés y estar bajo de moral perjudica al cerebro cuando envejece, puede suponer una ayuda. Procura no preocuparte por nimiedades. Sé optimista. Medita o practica otras formas de serenarte. Mantente activo físicamente. Incluso una breve actividad física de veinte minutos a la semana —deporte, trabajo en casa, jardinería y salir a pasear— se ha demostrado que reduce el distrés y la ansiedad, según un reciente estudio escocés. Cuanta más actividad física desempeñaban los participantes, menos probabilidades tenían de padecer distrés psicológico. Los deportes demostraron ser la mejor herramienta para reducir el riesgo hasta un 33 por ciento.

Habla con tu médico sobre tomar antidepresivos, otras medicaciones o someterte a psicoterapia si siempre estás deprimido. En opinión de Wilson, eso puede ayudarte a prevenir o aliviar los problemas cognitivos debidos al distrés y a la depresión.

34

Cursa **estudios superiores**

**Refuerza tus defensas contra el declive
de la memoria**

Supongamos que dos personas mayores presentan un deterioro cerebral similar que puede conducir al Alzheimer. Casi es una apuesta segura que la que estudió más años tenga menos tendencia a desarrollar los síntomas del Alzheimer. Todos los estudios demuestran que cuantos más años de educación formal tienes, mejor soporta el cerebro el azote patológico del Alzheimer.

Uno de los estudios más notables fue el realizado por el eminente investigador John C. Morris, de la Facultad de Medicina de la Universidad de Washington. Utilizó escáneres PET para ver la extensión de los típicos depósitos de beta-amiloide tóxico en los cerebros de personas vivas. También hizo pruebas a los pacientes para descubrir síntomas de Alzheimer y anotó sus años de estudios. Los beneficios de la educación eran impresionantes. Entre los que tenían placas de amiloides, cuantos más años de formación, menos deteriorada estaba su memoria.

Los que contaban con más de 16 años de formación tuvieron resultados más altos en las pruebas cognitivas, seguidos por los que tenían de 13 a 16 años de educación formal; luego seguían los que habían terminado la educación primaria, y, por último, los que habían abandonado los estudios.

La formación superior hasta puede acabar con los malos genes. Los estudios realizados en Alemania demuestran que la formación puede retrasar el inicio del Alzheimer en las personas con el gen de susceptibilidad genética ApoE4. Incluso en gemelos idénticos con genes idénticos, el que tenía más formación tenía menos probabilidades de desarrollar los síntomas del Alzheimer.

Hay varios ejemplos de por qué la formación superior hace al cerebro más resistente para afrontar el declive cognitivo y el Alzheimer. La universidad fomenta la concentración, la atención, la lectura y otras actividades mentales que pueden estimular las neuronas del cerebro a crear nuevas conexiones. Quizá la formación superior ayuda a encontrar mejores formas de compensar los fallos de memoria a medida que envejecemos. Sea como fuere, el hecho es que según los investigadores, las personas con estudios superiores afrontan mejor el deterioro cerebral durante más tiempo, reduciendo y retrasando la gravedad de los síntomas del Alzheimer.

Además, sacar buenas notas en los estudios puede aportar mayor protección al cerebro. Una investigación de la Universidad de California en San Francisco demostró que las personas mayores que dijeron haber obtenido «malas notas» en los estudios, cuadruplicaban sus probabilidades de tener Alzheimer respecto a los que dijeron haber sido alumnos «normales». Sin embargo, estar «por encima de la media» tampoco supuso una mayor protección contra la enfermedad respecto a los que obtuvieron notas «normales».

¿Qué hacer? Si puedes ir a la universidad o incluso seguir estudiando, hazlo, porque esta experiencia enriquecerá tu vida laboral, social, emocional e intelectual. Prevenir el Alzheimer es un beneficio añadido. Y si de joven no has tenido la oportunidad de acceder a una formación superior, plantéate hacerlo de mayor, sigue aprendiendo en el trabajo, y dedica tu tiempo libre a actividades intelectuales. (Véase «Sigue activo mentalmente», pág. 221.) Todo esto puede ampliar tu reserva cognitiva y, por lo tanto, tu resistencia al Alzheimer.

35

Evita las **toxinas medioambientales**

Cada día los contaminantes pueden acercarte al Alzheimer

Piensa en la cantidad de contaminantes medioambientales que inspiras, ingieres y absorbes a lo largo de toda tu vida: contaminantes atmosféricos, humos, gases, pesticidas, agentes limpiadores, aluminio, plomo, PCB (bifenilos policlorados), hierro, mercurio. Muchos de éstos, como los pesticidas y los metales, son neurotoxinas. Otros provocan inflamación y daño oxidativo que destruyen los tejidos del cerebro.

Y sí, los expertos dicen que la exposición crónica a las toxinas medioambientales puede aumentar el riesgo de deterioro de la memoria y demencia asociados a la edad. Un estudio reciente de la Universidad Duke reveló que el riesgo de desarrollar Alzheimer en las personas que estaban expuestas a pesticidas en sus trabajos, era un 42 por ciento superior respecto al de los trabajadores que no estaban expuestos a ellos. Los productos químicos tóxicos son incluso más potentes que los genes en lo que a provocar demencia se refiere, dicen los investigadores del Banner Sun Health Institute de Arizona. Recientemente, examinaron un tejido del cerebro de dos hombres que eran gemelos idénticos, ambos ingenieros químicos que murieron a los setenta y tantos. Sus cerebros «no podían ser más distintos», dijeron. Un gemelo, que había trabajado mucho con pesticidas y había muerto tras dieciséis años de lucha contra el Alzheimer, tenía el cerebro plagado de las clásicas placas y ovillos de la enfermedad. El otro, que no trabajó con productos químicos tóxicos, murió mentalmente apto y con un cerebro libre de patología. Conclusión: puesto que los dos hombres tenían los mismos genes, los mismos años de estudios y vivieron vidas similares, los pesticidas fueron el factor decisivo por el que uno de ellos fue víctima del Alzheimer.

Aquí tenemos otros datos inquietantes de un informe de 2008 titulado «Amenazas Medioambientales para un Envejecimiento Saludable», realizado por investigadores del Greater Boston Physicians for Social Responsibility: las personas que viven en las ciudades donde existe una fuerte contaminación atmosférica padecen más deterioro cerebral de tipo Alzheimer que las que viven en ciudades con un aire más limpio. Las ratas de laboratorio que ingirieron dosis moderadas de aluminio tenían más pérdida de la memoria asociada a la edad. Los jardineros y granjeros que usaron pesticidas tenían mayor riesgo de padecer deterioro cognitivo leve. En un millar de personas, las que habían sido expuestas a una variedad de tóxicos medioambientales experimentaban el inicio del declive cognitivo diez años antes de lo que se esperaría normalmente.

Para alegrar un poco esta funesta perspectiva tenemos el fascinante descubrimiento de que el cerebro que cuenta con una mayor «reserva cognitiva» es más resistente al deterioro. En los trabajadores de los altos hornos con niveles idénticos de plomo en la sangre, algunos sacaron resultados dos puntos y medio más altos en las pruebas de memoria, atención y concentración, según la neuróloga Margit L. Bleecker, del Centro de Neurología Ocupacional y Medioambiental de Baltimore. El factor clave: los hombres con menos tendencia a una disfunción mental debida al plomo tóxico tenían una mayor reserva cognitiva, tal como indicaban sus resultados más altos en lectura. (Véase «Construye una "Reserva Cognitiva"», pág. 99.)

¿Qué hacer? Hemos de reconocer que limpiar el medioambiente es una responsabilidad pública, que necesita el apoyo de todos. En el aspecto personal podemos hacer todo lo posible para evitar la exposición a los metales pesados, pesticidas y otros productos que sospechemos que contienen neurotoxinas. Aquí tenemos algunas sugerencias de la Universidad de California, San Francisco: no utilices pesticidas. Utiliza cebos y trampas en lugar de aerosoles, polvos y bombas insecticidas para acabar con los roedores e insectos. Utiliza productos de limpieza que no sean tóxicos. Envases de vidrio en vez de los de plástico para el microondas. Lava tu ropa en vez de llevarla a la tintorería para una limpieza en seco, o pide que te la laven a máquina. Cuanto más joven empieces a exponerte a las toxinas medioambientales y más tiempo sigas haciéndolo, mayor riesgo tendrás de padecer problemas en el cerebro a edad avanzada.

36

Conoce la evidencia
del **estrógeno**

**El estrógeno puede evitar la demencia dependiendo
de cuándo y cómo lo tome la mujer**

El 68 por ciento de los pacientes de Alzheimer son mujeres.
¿Por qué las mujeres desarrollan más Alzheimer que los
hombres? Una de las posibles razones es que las mujeres viven más. Pero la cosa no acaba ahí. El Alzheimer puede pre-
ferir a las mujeres porque en la mitad de la vida (generalmente, a los 51 años) pierden la protección de la hormona
estrógeno.

La solución inteligente sería sustituir el estrógeno. Eso es
lo que hacían las mujeres habitualmente hasta 2002, cuando
un extenso informe de los Institutos Nacionales de la Salud (la
Iniciativa para la Salud de las Mujeres) publicó datos del aumento de los problemas cardiacos, cáncer de mama y demencia
en las mujeres que empezaron a tomar estrógeno después de
los 65. Fue una bomba que hizo que millones de mujeres deja-
ran de tomar la hormona.

S. Mitchell Harman, renombrado investigador del Instituto Kronos de Investigación sobre la Longevidad de Phoenix, cree que prescindir del estrógeno puede tener consecuencias trágicas. Aporta muchas pruebas de que el estrógeno beneficia al cerebro de edad avanzada. Entre otras cosas, estimula el crecimiento de neuronas nuevas; refuerza las dendritas y las sinapsis, que son cruciales para la transmisión de información; mejora los niveles de memoria y de los neurotransmisores reguladores del estado de ánimo, y también la circulación del cerebro.

El estrógeno es sin duda un «neuroprotector» y su rápido descenso durante la menopausia es «en gran parte el responsable de acelerar los efectos del envejecimiento en la actividad cognitiva de las mujeres», declara Harman, que dirige un nuevo estudio a gran escala patrocinado por los Institutos Nacionales de la Salud (NIH) sobre los efectos del estrógeno en mujeres más jóvenes que están empezando su menopausia. Cita más de una docena de estudios que muestran que el estrógeno mejora la cognición y el estado de ánimo y reduce los problemas de memoria en las mujeres menopáusicas y posmenopáusicas.

Sin embargo, el problema principal parece ser el momento. Es decir, la edad a la que una mujer empieza la terapia hormonal sustitutiva. El primer estudio de los NIH mostraba que era perjudicial porque las mujeres empezaban a tomar estrógenos demasiado tarde, cuando ya tenían una patología arterial, cerebral o los primeros síntomas de Alzheimer. Volver a introducir estrógeno en sus cuerpos empeoraba las cosas.

En los estudios realizados en los tubos de ensayo se observó que añadir estrógeno a las neuronas del cerebro que ya estaban dañadas por el beta-amiloide (como sucede en los cerebros más ancianos) provoca la muerte de las neuronas. Por el contrario, aportar estrógeno a las neuronas sanas del cerebro en primer lugar y luego añadirles el beta-amiloide fomenta la supervivencia de la célula. Por lo tanto, empezar a tomar estrógenos a principios de los cincuenta puede beneficiar a tu cerebro, pero empezar cinco, diez o incluso veinte años después, cuando ya has cumplido los 60 o los 70, es perjudicial.

Todavía hay más. El tipo de estrógeno favorito utilizado para la sustitución hormonal es el estradiol, pero no el derivado de la orina de yegua, muy popular en su tiempo y que fue el que se empleó en el estudio de los NHI. El que se utiliza ahora es un derivado vegetal y que es idéntico al estradiol humano, el principal tipo de estrógeno que producen las mujeres antes de la menopausia. Otra de las formas que más aceptación tiene en la actualidad es absorber el estrógeno mediante parches en la piel, en vez de hacerlo vía oral. Harman está probando ambas formas en sus ensayos clínicos. El estrógeno natural del parche se espera que aumente los beneficios y reduzca los efectos secundarios.

¿Qué hacer? Tal como dice Harman, la terapia hormonal sustitutiva puede ayudarnos no sólo a salvar nuestro cerebro sino también nuestros huesos y corazón. Éste es el consejo: empieza a tomar estrógeno en cuanto comiences la menopausia, y sigue indefinidamente el tratamiento salvo que tus circunstancias individuales o médicas indiquen lo contrario. ¿Qué dosis? Harman dice que debería ser un estrógeno transdérmico en dosis bajas (p. ej., 50 mcg por parche). Si han transcurrido cinco años desde tu menopausia y no habías hecho nunca esta terapia, no empieces. Si te habías sometido a una terapia de estrógeno al principio de la menopausia o incluso más tarde y la interrumpiste durante más de cinco años, no vuelvas a reiniciarla. Eso podría acelerar la demencia y el Alzheimer, así como los accidentes cerebrovasculares y las enfermedades cardiacas. Siempre debes hablar con tu médico sobre tus temas personales para decidir si la terapia hormonal sustitutiva es adecuada para ti.

37

Disfruta haciendo **ejercicio**

Es un abono milagroso para las neuronas envejecidas de tu cerebro

Carl Cotman, director del Instituto para el Envejecimiento del Cerebro y la Demencia de la Universidad de California en Irvine, tras ver los escáneres del cerebro de los ratones, decidió empezar a jugar al tenis. ¿Cómo no iba a hacerlo o al menos empezar a hacer algún tipo de ejercicio vigoroso? Los resultados de sus experimentos con ratones fueron extraordinarios. Colocó ruedas en las jaulas de los ratones para que hicieran ejercicio cada noche durante una semana. No le sorprendió comprobar que en las pruebas de memoria y de aprendizaje los ratones que se ejercitaban fueran más inteligentes que los que no lo hacían. Pero lo que le dejó atónito fue que sus escáneres cerebrales revelaran que hacer ejercicio había conseguido lo impensable: había subido los niveles de la proteína FNDC (factor neurotrófico derivado del cerebro) en el hipocampo, una zona de procesamiento de la memoria que es uno de los blancos del Alzheimer. Además, cuanto más corrían, más FNDC generaban sus cerebros.

Esto es importante porque el FNDC actúa como un abono milagroso para las neuronas del cerebro. Se ha denominado «la molécula maestra del proceso de aprendizaje». Verter FNDC sobre las neuronas en placas de Petri hace que las neuronas engorden y generen más dendritas y sinapsis, formando más circuitos de comunicación. Esto es de vital importancia para un cerebro viejo. Si se puede evitar la interrupción de la comunicación en las neuronas disfuncionales o moribundas (justamente lo que hace el FNDC), se vence el declive cognitivo y el Alzheimer, dicen los expertos.

Cuando envejecemos, se reduce el FNDC. Cuanto menos generamos, peores son nuestros resultados en las pruebas de memoria y más rápido nos encaminamos al declive cognitivo. En los pacientes de Alzheimer, mucho antes de la aparición de los síntomas, ya se puede observar la deficiencia de FNDC. Lo mismo les sucede a las personas con un declive cognitivo leve. Esta disminución del FNDC está vinculada a la reducción del hipocampo, que es uno de los primeros objetivos del Alzheimer. Inyectar FNDC, o moléculas que lo imiten, a animales viejos aumenta su índice de aprendizaje y evita o previene la degeneración y la muerte celular.

La investigación pionera de Cotman ha dado con una forma sencilla de conseguir el tan necesitado FNDC en nuestros envejecidos cerebros para evitar la degeneración neuronal, el declive de la memoria y el Alzheimer: ¡hacer ejercicio! Todavía hay más. Todos los estudios, incluidos los ensayos clínicos, prueban que el extraordinario poder de hacer ejercicio para mejorar el funcionamiento del cerebro conduce a mejorar la cognición de las personas mayores. En los escáneres del cerebro los científicos pueden ver que hacer ejercicio aumenta el riego sanguíneo del cerebro e impulsa la neurogénesis, añadiendo sustancia gris a centros específicos de control cognitivo. (Véase «Desarrolla tu cerebro», pág. 63.) La gimnasia también alivia la depresión y el estrés (reduce los niveles de cortisol) y combate la diabetes, la hipertensión, la obesidad, la obstrucción de los vasos sanguíneos y la resistencia a la insulina; todas patologías relacionadas con el deterioro cognitivo asociado con la edad y el Alzheimer. *Una observación importante: la mayoría de los estudios demuestran que el ejercicio aeróbico que proporciona el buen estado cardiopulmonar respiratorio produce más beneficios cognitivos que las actividades físicas no aeróbicas.* Si a esto le añadimos el entrenamiento de fuerza (fortalecimiento de los músculos), los beneficios cognitivos son aún mayores.

¿Qué hacer? Convierte la gimnasia en el centro de cualquier estrategia para alejar el deterioro cognitivo y la demencia de tu cerebro. Concretamente, haz ejercicio aeróbico moderado («cualquier actividad que haga trabajar tu corazón y tus pulmones durante un periodo de tiempo prolongado») durante una hora tres veces a la semana, o media hora cinco días a la semana. También puedes dedicar tres sesiones de diez minutos al día a alguna actividad aeróbica; aporta los mismos beneficios que treinta minutos seguidos, dicen los expertos. Busca el ejercicio que más te guste. Salir a pasear a paso rápido es una forma fácil, sencilla y probada. (Véase «Camina, camina, camina», pág. 321). Otras actividades y deportes aeróbicos que pueden estimular el BDFN y el funcionamiento cognitivo son el tenis, la natación, el aeróbic acuático, la calistenia, correr, saltar a la cuerda e ir en bicicleta.

Si quieres inspirarte y encontrar consejos para hacer ejercicio, visita los sitios web del American College of Sports Medicine, www.acsm.org (cliquea en «recursos para el público en general») y el President's Council on Physical Fitness and Sports, www.fitness.gov.

También puedes incluir estos dos fantásticos libros de los médicos de la Facultad de Medicina de Harvard: *Spark: The Revolutionary New Science of Exercise and the Brain*, de John J. Ratey (su mensaje: «El cerebro, igual que los músculos, se desarrolla con el uso y se marchita con la inactividad»), y *The No Sweat Exercise Plan*, de Harvey B. Simon, que ha desarrollado un sistema de puntos para el «ejercicio cardiometabólico» (ECM) para los distintos tipos de actividad física, incluidos deportes recreativos, sesiones de ejercicios, caminar, y las labores domésticas, como lavar el coche, pasar el aspirador y cortar el césped.

38

Sé **extrovertido**

A tu cerebro le encanta socializar

Aquí tienes una medida muy peculiar para revisar tu función cognitiva: pregúntate cuántas veces asistes a actos sociales. ¿Una vez al día? ¿Varias veces a la semana? ¿Varias veces al mes? ¿Varias veces al año? ¿Una vez al año? Por cierto, ¿cuentas con algún buen sistema de apoyo social y qué magnitud tiene tu red de amigos y familiares? Esto es lo que los investigadores del Centro Médico de la Universidad Rush preguntaron a 838 ciudadanos de Chicago. La idea era averiguar su grado de «compromiso social» y comprobar de qué modo afectaba a su función cognitiva.

Espero que socialices con frecuencia. La respuesta en el estudio de Chicago fue inequívoca: una vida muy social coincidía con mejores habilidades cognitivas. Las personas con mejores resultados en las pruebas de memoria y de pensamiento salían con más frecuencia a restaurantes, acontecimientos deportivos, jugaban al bingo, iban de excursión, hacían voluntariado, visitaban a familiares y amigos, asistían a servicios religiosos, participaban en las actividades de algún centro para la tercera edad, pertenecían a algún club para jugadores de cartas como el VFW, los Caballeros de Colón, o algún otro similar. En resumen, eran extrovertidos de verdad.

El grupo con mejor rendimiento mental también dijo que tenía un buen sistema de apoyo social: amigos de confianza, incluida «una persona allegada a la que siempre podían recurrir en caso de necesidad».

El mensaje claro es: ser social favorece al cerebro. Involucrarse en cualquier actividad social es un poderoso estímulo para el funcionamiento del cerebro.

¿Qué hacer? Si eres una persona extrovertida por naturaleza —activa socialmente y que conecta con otras personas—, sigue así. De lo contrario, procúrate más vida social. ¿Cómo no vas a hacerlo sabiendo que cada acto social e interacción humana es una forma de acumular puntos cognitivos, como tomar antioxidantes o hacer ejercicio? Involúcrate en algo, lo que sea; ve a una fiesta; da una fiesta; ve al cine; a un concierto; a un *meeting* político; sal a cenar; invita a cenar a otras personas; apúntate a un club de natación, de bridge, de baile o de lectura. Utiliza tu imaginación: «Cualquier tipo de compromiso o actividad social cuenta», dice Robert S. Wilson, eminente investigador del Centro Médico de la Universidad Rush.

39

Revísate la vista

**Tratarte los problemas de la vista
puede salvarte del Alzheimer**

Si conservas una buena o excelente visión a medida que envejeces, tus probabilidades de desarrollar demencia se reducen hasta un alucinante 63 por ciento. Y si tu vista no es buena, ir a un oftalmólogo cuando se tiene una edad avanzada para hacerte una revisión y seguir un tratamiento, aunque sólo sea una vez, puede reducir tus probabilidades de padecer una demencia casi en el mismo porcentaje: el 64 por ciento. Por otra parte, si no tienes buena vista y no vas al oftalmólogo, *¡tus probabilidades de desarrollar Alzheimer se elevan a un 950 por ciento!* Éstos son los resultados de un estudio reciente realizado por el Sistema de Salud de la Universidad de Michigan.

Sorprendentemente, el estudio sugiere que tener mala vista a edad avanzada no es sólo un síntoma de demencia, sino también un gran indicador de ella, especialmente del Alzheimer, dice la investigadora jefe Mary A. M. Rogers. Por lo tanto, tratar los problemas de visión puede ser también una estrategia de intervención para retrasar el inicio del declive cognitivo y de la demencia. Rogers descubrió que la probabilidad de demencia descendía un 8 por ciento en cada tratamiento ocular, como operarse de cataratas, tratar retinopatías o glaucoma. En otra investigación, la memoria y el aprendizaje mejoraron significativamente después de una operación de cataratas.

Todavía no se sabe exactamente cómo afectan los problemas de visión a la demencia. Pero los investigadores dicen que es lógico que los problemas de la vista dificulten la participación en actividades mentales y físicas, como leer, hacer ejercicio y las actividades sociales, que se cree que retrasan el declive cognitivo y el Alzheimer. Además, algunas enfermedades oculares están directamente relacionadas con el Alzheimer. Por ejemplo, en cierto tipo de catarata poco común, se pueden observar depósitos del beta-amiloide idénticos a los que presenta un cerebro con Alzheimer, dicen los investigadores de la Facultad de Medicina de Harvard. Los investigadores británicos de la Facultad Universitaria de Londres observaron que el grado de muerte celular en la retina era similar al del cerebro. Las neuronas empiezan a morir veinte años antes de que aparezcan los síntomas del Alzheimer, según dicen.

Los pacientes de Alzheimer triplican el índice normal de glaucoma, una de las principales causas de la ceguera en todo el mundo. Según Francesca Cordeiro, de la Facultad Universitaria de Londres, una explicación es que los beta-amiloides dañan el nervio óptico igual que dañan el cerebro. «Sin embargo, esto no significa que todas las personas con Alzheimer tengan glaucoma, o viceversa», dice la investigadora. Ninguna de estas dos enfermedades se considera la causa de la otra, sino que comparten patologías similares.

Los oftalmólogos suizos han descubierto recientemente que muchos pacientes mayores que dicen tener problemas de visión, lo que realmente quieren decir es «Puedo ver, pero ya no sé leer o escribir». Éste es un signo de la variante visual del Alzheimer, o VVA, que muchas veces precede a los problemas de memoria.

Conclusión: los signos de Alzheimer muchas veces se reflejan en los ojos, y los médicos cada vez buscan más en los trastornos visuales indicios de un posible inicio del Alzheimer.

¿Qué hacer? Sé consciente de que tus ojos reflejan e influyen en el funcionamiento de tu cerebro, especialmente cuando te vas haciendo mayor. No te resignes a ver mal. Muchas veces se puede corregir, lo que reducirá espectacularmente el riesgo de desarrollar una demencia. Ve al oftalmólogo al menos una vez para hacerte una revisión si ya eres mayor, y si puedes hazte revisiones anuales. Puede que también te haga pruebas de signos visuales que puedan indicar una demencia. Si tienes problemas para leer o escribir, a pesar de ver correctamente con lentillas, ve primero al oftalmólogo y luego consulta a un neurólogo. De lo que se trata es de identificar la verdadera fuente de tu problema de visión en las primeras etapas y tratarlo adecuadamente.

40

Conoce los peligros de la **comida rápida**

Destrozan el cuerpo y la mente

Puesto que montones de estudios confirman que las comidas rápidas, grasas y azucaradas, provocan enfermedades cardiovasculares, cáncer, diabetes, obesidad y otras enfermedades, sería un milagro que perdonaran al cerebro. No lo hacen. De hecho, es el primer órgano al que atacan porque es muy graso y vive gracias a la glucosa. Por lo tanto, es fácil creer en los resultados de un estudio reciente realizado por el conocido Instituto Karolinska de Suecia. Descubrieron que alimentar animales de laboratorio con una dieta de comida rápida provocaba daños cerebrales muy parecidos a los de los pacientes de Alzheimer.

Los detalles: la neurobióloga Susanne Akterin, del Centro de Investigación del Alzheimer de dicho instituto, estudió ratones que habían sido genéticamente modificados para sustituir a los seres humanos portadores del gen ApoE4 y que, por lo tanto, eran muy vulnerables al Alzheimer. Durante nueve meses los alimentó con una dieta rica en grasas, azúcar y colesterol, que imitaba las dietas típicas de los restaurantes de comida rápida. Las autopsias revelaron que sus cerebros habían sufrido cambios químicos con un importante y anormal aumento de la proteína tau. Esto supone un gran problema, porque la tau forma «ovillos» neurofibrilares, signo inequívoco del Alzheimer. También observó que los alimentos ricos en colesterol reducían otra sustancia del cerebro necesaria para almacenar la memoria.

El mensaje es claro: una dieta de comida rápida (comida basura) puede ponerte en el carril de adelantamiento hacia el Alzheimer. Cuando añades esto a la otra evidencia contundente de que las comidas rápidas ricas en calorías, grasas, azúcar y sal, favorecen la obesidad, la resistencia a la insulina, la diabetes, la hipertensión, la disminución del riego sanguíneo y los accidentes cerebrovasculares, te encuentras ante el devastador cuadro del daño que pueden llegar a ocasionar.

¿Qué hacer? Toma la decisión de limitar tus visitas a los restaurantes de comida rápida; algunos expertos aconsejan no ir más de una vez a la semana. O bien, escoge sus productos bajos en grasas y calorías, como las ensaladas con aceite de oliva o los aderezos bajos en grasas. Lee la información nutricional de los alimentos de comida rápida, fíjate especialmente en las calorías, grasas y sodio. Puede que eso baste para disuadirte.

41

Sí, sí, sí: come **pescado azul**

El aceite de pescado es la principal grasa que necesita tu cerebro para prevenir el Alzheimer

Tu cerebro se muere por el pescado. Privarle de pescado y de su ácido graso omega-3 aumenta espectacularmente tus probabilidades de padecer deterioro cognitivo y demencia, según algo más de una docena de estudios, dice Gregory Cole, director adjunto del Centro sobre el Alzheimer de la UCLA.

«La realidad es que cuanto más pescado comes, menos probabilidades tienes de padecer demencia», concluye Emiliano Albanese, del King College de Londres, tras analizar en siete países las dietas de 15.000 personas de más de 65 años. En comparación con las personas que no comían pescado, las que lo hacían unas cuantas veces a la semana reducían un 20 por ciento sus probabilidades de desarrollar demencia, y las que lo comían a diario, las reducían en un 40 por ciento.

Un estudio del Centro Médico de la Universidad Rush de Chicago confirmó que comer pescado aunque sólo fuera una vez a la semana ¡reducía hasta un 60 por ciento el índice de deterioro cognitivo en las personas mayores! Equivalía a rejuvenecer tres o cuatro años, según los investigadores.

Por lo que es evidente que no comer pescado es peligroso para el cerebro. Su ingrediente mágico y exclusivo, el ácido graso omega-3, compuesto principalmente de los ácidos grasos DHA (docosahexaenoico) y EPA (eicosapentaenoico). Es lógico que el pescado azul proporcione más protección al cerebro que el magro. Por ejemplo, comer pescado azul como el salmón y el atún dos veces a la semana redujo un 41 por ciento las probabilidades de padecer Alzheimer en las personas que participaron en el estudio de la Universidad Tufts. Comer pescado magro no provocaba ningún cambio.

Un nivel alto de DHA en la sangre indica menos riesgo de demencia. En un grupo de personas de edades comprendidas entre los 55 y los 88, los investigadores de la Tufts descubrieron que las que tenían niveles más elevados de DHA sólo tenían un 50 por ciento de probabilidades de desarrollar demencia, y un 39 por ciento de desarrollar Alzheimer, en comparación con los que tenían niveles más bajos de DHA.

Lo más interesante es que tomar DHA puro rejuvenecía la memoria de las personas mayores, según un estudio histórico que se presentó en el Congreso Internacional sobre el Alzheimer de 2009, de la Asociación para el Alzheimer. Las personas mayores con problemas de memoria que tomaban cápsulas de DHA (900 mg al día) durante seis meses tuvieron unos resultados considerablemente mejores en las pruebas de aprendizaje y de memoria que a las que se les dio un placebo. De hecho, los consumidores de DHA tenían habilidades de aprendizaje y de memoria propias de personas *tres años más jóvenes*, según los investigadores. El DHA utilizado en el estudio lo aportó Martek Biosciences Corporation, y era de origen vegetal, derivado de las algas. (Los peces generan su omega-3 por comer microalgas.)

Los secretos bioquímicos del omega-3 son: reduce los coágulos sanguíneos, acaba con los agentes inflamatorios, fomenta el crecimiento de las neuronas y fortalece sus conexiones, destruye los depósitos tóxicos de beta-amiloide y los ovillos de tau, y retrasa el envejecimiento alargando las estructuras celulares cromosomáticas conocidas como telómeros (Véase «Toma algún complejo vitamínico», pág. 224.)

¿Qué hacer? Come pescado, principalmente graso, como salmón, atún, caballa, sardinas y arenques (sin salsa de nata) dos o tres veces a la semana, o cada día si te apetece. El pescado enlatado tiene la misma cantidad de omega-3 que el fresco. El pescado magro (como el bacalao, el pescado blanco y los de la especie tilapia) y los mariscos no tienen mucho omega-3. Puedes hacerlo al horno, asado o al vapor. El pescado frito no es aconsejable para el cerebro. Añadirle grasas desfavorables ricas en omega-6 como la mayonesa, aceite de maíz, de soja o margarina reduce los beneficios del pescado. (Véase «Cuidado con las grasas omega-6», pág. 257.)

Para asegurarte de que tomas suficiente omega-3, especialmente su componente DHA, que fortalece las neuronas del cerebro, toma suplementos. Martek ofrece cápsulas de gelatina de DHA de origen vegetal de 200 mg (www.martek.com). También puedes tomar cápsulas de aceite de pescado que combinen el DHA y el EPA. Intenta tomar una dosis de 650 mg a 850 mg de ácidos grasos omega-3, lo que supondrá aproximadamente un par de cápsulas de 1.000 mg, puesto que no todo el aceite es únicamente ácidos grasos omega-3. Mira la etiqueta para asegurarte. Sally Frautschy, investigadora de la UCLA, aconseja tomar 1 cápsula de 200 mg de DHA derivado de las algas y 1 cápsula de aceite de pescado de 1.000 mg (combinado de DHA y EPA) dos veces al día, una por la mañana y otra por la noche. Busca suplementos de aceite de pescado que estén reforzados con antioxidantes, como la vitamina E, para evitar que se pongan rancios. Una buena forma de saber si una cápsula está fresca es mordiéndola.

42

Toma **ácido fólico**

Esta vitamina B puede retrasar el declive de la memoria cinco años

¿Y si pudieras tomar una pastilla e invertir la pérdida de la memoria propia de la edad en cinco años? Así, a los 60 años, tu memoria seguirá tan en forma como a los 55 años. No es una fantasía. Eso es justamente lo que sucedió en un estudio holandés con un grupo de personas de 50 a 70 años que tomaron 800 mcg de ácido fólico (una vitamina B) o un placebo (pastilla de azúcar) cada día durante tres años. Los que tomaron ácido fólico obtuvieron resultados mucho mejores en las pruebas de función cognitiva que los que tomaron un placebo. De hecho, la memoria de los que habían tomado ácido fólico equivalía a la de las personas 5,4 años más jóvenes, y su capacidad para procesar información equivalía a la de personas dos años más jóvenes.

Por el contrario, el funcionamiento mental de los que tomaron las pastillas de azúcar se deterioró tal como se esperaba. Este estudio controlado a doble ciego, considerado una prueba definitiva, con 818 hombres y mujeres, recibió muchas alabanzas por haber sido el primero en demostrar de un modo convincente que el ácido fólico retrasa el declive cognitivo propio de la edad y posiblemente el inicio del Alzheimer.

Otras investigaciones lo ratifican. Los pacientes de Alzheimer suelen tener poco ácido fólico. Un estudio a gran escala de la Universidad de California en Irvine, demostró que tomar aunque sólo fueran 400 mcg de ácido fólico al día reducía un 55 por ciento el riesgo de padecer Alzheimer en las personas mayores de 60 años. Alimentar a animales viejos con ácido fólico redujo su deterioro cerebral asociado a la edad y aumentó su capacidad para repararlo, dijo Mark Mattson, del Instituto Nacional del Envejecimiento. Su teoría es la siguiente: el ácido fólico controla la homocisteína, un factor de la sangre que perjudica el ADN de las células. A los investigadores italianos les pareció muy revelador que las personas con deterioro cognitivo leve, pero con niveles altos de ácido fólico, tuvieran un 44 por ciento menos de probabilidades de progresar hacia un diagnóstico de demencia que los que tenían el ácido fólico bajo.

¿Qué hacer? Cuando existe la posibilidad de dar marcha atrás al reloj cinco años respecto al esperado deterioro de la memoria, es más que razonable tomar ácido fólico. Pero he de hacer algunas advertencias: asegúrate de que no te falta vitamina B_{12}. Tener el ácido fólico alto y baja la B_{12} es una peligrosa combinación que puede incluso acelerar el índice de deterioro cognitivo. Si te han diagnosticado alguna enfermedad cardiaca o diabetes, consulta con tu médico antes de tomar dosis altas de ácido fólico. Ha habido casos en que ha provocado problemas renales, infartos de miocardio y riesgo de mortalidad en algunas personas que padecen enfermedades crónicas y que tomaban dosis altas de ácido fólico (hasta 2.500 mcg al día). Cíñete a la dosis de 800 mcg de ácido fólico al día como máximo, salvo que un profesional de la medicina te recomiende más. Esta dosis es suficiente para controlar eficazmente la homocisteína en la mayoría de las personas. (Véase «Mantén un buen nivel de homocisteína», pág. 170.) Si tienes alguna duda o algún problema médico, consulta con un profesional de la medicina sobre la cantidad de ácido fólico que debes tomar.

43

Haz una dieta **baja en glucosa**

Protege tu cerebro de los picos de azúcar

Los científicos han creído durante mucho tiempo que existían dos tipos de hidratos de carbono: los simples y los complejos. Simples significaba que la comida subía rápidamente la glucosa en la sangre —el ejemplo principal es el azúcar—, y complejo se refería a los panes, cereales, frutas y verduras, que supuestamente subían el azúcar de forma más gradual.

Pero esto resultó no ser cierto. La verdad es más compleja. Algunos hidratos de carbono complejos suben espectacularmente la glucosa en la sangre; por ejemplo, las patatas blancas y los panes no integrales suben más la glucosa que el propio azúcar. La nueva forma y más exacta de calcular cómo afectan los hidratos de carbono a la sangre es utilizando el «índice glucémico» o «carga glucémica». Es la fórmula científica para predecir cuánto y a qué velocidad sube un alimento específico el nivel de glucosa en la sangre.

Como es natural, controlar los picos de glucosa comiendo alimentos con baja carga glucémica ayuda a prevenir la diabetes y sus complicaciones, incluidas las enfermedades cardio-vasculares y la obesidad, así como el deterioro cognitivo y la posibilidad de desarrollar Alzheimer. Los aumentos rápidos de glucosa en la sangre, con su correspondiente disfunción de la insulina, pueden provocar inflamación, formación de coágulos sanguíneos y cambios nocivos en los niveles de colesterol y en la estructura vascular que en nada favorecen al cerebro. Un estudio canadiense demostró que los diabéticos del tipo 2 obtenían mejores resultados en las pruebas de memoria después de una comida baja en carga glucémica que tras haber ingerido una con alta carga glucémica (pan blanco). El Alzheimer es un 65 por ciento más común en las personas diabéticas.

Los expertos dicen que seguir una alimentación baja en carga glucémica puede retrasar o prevenir la degeneración cognitiva de la edad. También podemos prevenir el avance de la prediabetes para que no llegue a convertirse en diabetes.

Para calcular el índice glucémico, se ha de comprobar por separado la capacidad de cada alimento de subir la glucosa en la sangre; luego se le asigna un número que indica su actividad relativa. No se trata de sentido común. Por ejemplo, se podría pensar que las ciruelas secas y los dátiles disparan el nivel de glucosa de forma similar. Pues no. Una ciruela seca tiene un índice glucémico muy bajo, de 29, mientras que el del dátil es muy alto, 105.

¿Qué hacer? Conocer qué alimentos tienen un índice glucémico bajo y cuáles lo tienen alto; es decir, cuáles son los más o menos aptos para crear picos de glucosa. Para una lista completa y actualizada de alimentos, entra en www.glycemicindex.com, sitio web dirigido por los mejores expertos mundiales sobre el tema de la Universidad de Sidney, Australia. Evita o restringe los alimentos con cifras muy altas, come más alimentos con puntuación baja. Alimentos que son bajos en índice glucémico son la avena y productos con harina de avena; legumbres, incluidos los cacahuetes; y todas las verduras, incluidas las zanahorias. (Lo de que las zanahorias suben la glucosa en la sangre es un mito.) Recuerda que para proteger tu cerebro y el resto de tu cuerpo, comer de esta forma no es una opción temporal sino un régimen para toda la vida.

44

Busca algo en **Google**

Navegar por Internet ejercita tu mente

Es un hecho científico: hacer una búsqueda en Internet puede suponer un mayor estímulo para el cerebro de una persona mayor que leer un libro. Esto es lo que ha descubierto Gary Small, director del Centro para el Envejecimiento de la UCLA. «Hacer una búsqueda en Internet —dice— implica una actividad cerebral complicada, que puede ayudar a ejercitar y a mejorar la función cerebral.»

Small mide la intensidad de la actividad del cerebro en adultos de mediana edad y de la tercera edad mientras están buscando algo en Internet mediante imágenes por resonancia magnética (RMI). Ha observado que en los internautas experimentados se produce una activación espectacular, principalmente en las regiones relacionadas con la toma de decisiones y el razonamiento complejo, que *no* se estimulan con la lectura. Además, las RMI muestran que los internautas veteranos denotan el doble de actividad cerebral que los noveles.

Lo más sorprendente es que Small descubrió que las personas de 55 a 78 años que rara vez habían utilizado Internet, *después de una semana de navegar cada día una hora*, podían activar estos preciados centros del cerebro. «Hacer búsquedas en la red es una sencilla forma de ejercitar el cerebro, que se puede utilizar con los adultos de edad avanzada para potenciar sus facultades cognitivas», concluyó.

Una de las razones por las que navegar por la Web es tan exigente es porque te ves obligado a tomar múltiples decisiones en cada clic para acceder a la información que estás buscando. Esa toma de decisiones constante «activa importantes circuitos cognitivos en el cerebro», dicen los investigadores, porque supone un ejercicio significativo para el cerebro. El ejercicio mental, al igual que el físico, parece reforzar nuestra resistencia cerebral al deterioro mental y al Alzheimer. ¿No es maravilloso que este mundo de alta tecnología nos haya dado, como dice Small, «una sencilla tarea cotidiana como buscar en la Web» para ayudarnos a mantener nuestro cerebro en forma?

Otra forma de estimular tu cerebro *online* es hacer ejercicios rápidos de «gimnasia cerebral». Por ejemplo, Posit Science (www.positscience.com) ofrece el 60-Second Brain Game, Brain Speed Test, Word List Recall y Farmer's Memory Challenge. Otros sitios web* recomendados por Small para ejercitar

---

*Un buen sitio en español es el de «Juegos para el cerebro/Brain Games» www.gamesforthebrain.com/spanish/mastermind/, pero escribiendo «juegos para el cerebro», «gimnasia cerebral», «ejercicios para el cerebro» se puede acceder a muchas páginas de ejercicios para la memoria y la agilidad mental. *(N. de la T.)*

la mente son www.brainbashers.com, www.braingle.com, www.mybraintrainer.com, www.mindbluff.com, www.neurobics.com, www.sharpbrains.com y www.syvum.com/teasers.

También se pueden conseguir programas de «entrenamiento mental» para el ordenador a buen precio («unos pocos cientos de dólares»). Estos programas pueden ser útiles, pero asegúrate de que están avalados por pruebas legítimas e investigadores reconocidos, dice Small. Posit Science fabrica el Brain Fitness Program, que se probó en personas mayores en un ensayo controlado aleatorio y se demostró que mejoraba los resultados en los tests de memoria y atención. Otras empresas realizan pruebas científicas similares.

No obstante, los beneficios de los juegos y ejercicios de entrenamiento mental comerciales muchas veces no están a la altura de lo que anuncian, dice Ronald Petersen, director del Centro de Investigación de la Enfermedad de Alzheimer de la Facultad de Medicina de la Clínica Mayo. Tanto él como otros investigadores temen que los programas de entrenamiento mental y de memoria no cumplan sus promesas, y algunas investigaciones recientes lo confirman.

¿Qué hacer? Si todavía no sabes, aprende a utilizar el ordenador y a buscar información *online*, a hacer compras, a jugar y a chatear con otras personas. Es muy probable que refuerce tu mente, tal como descubrió Small. Sin embargo, dice Small, no sacrifiques actividades sociales, pasear, hacer rompecabezas y leer (las RMI muestran que también activan nuestro cerebro), o practicar otras actividades que ayudan a reforzar nuestra mente, para dedicarle más tiempo a Internet. (Véase

«Sigue activo mentalmente», pág. 221, y «Haz algo nuevo», pág. 233.)

Busca programas de *fitness*-cerebral si te apetece, pero asegúrate de que están respaldados por investigaciones científicas. No obstante, debes recordar que la ciencia todavía no ha dado su veredicto final respecto a cuánto pueden beneficiar al cerebro y retrasar el deterioro cognitivo o el Alzheimer. Pero, si estimulan tu cerebro, sin perjudicar a tu bolsillo, puede valer la pena y, sin duda, es mejor que estar pasivo y no tener ningún objetivo mental.

45

Sube tu **colesterol bueno HDL**

El colesterol HDL bajo acelera el declive de la memoria

Ya sabemos que tener alto el colesterol bueno HDL (lipoproteína de alta densidad) nos protege de las enfermedades cardiovasculares. Un estudio reciente con 3.673 personas mayores realizado por Inserm, la versión francesa de los Institutos Nacionales de la Salud de Estados Unidos, confirma que el HDL alto puede salvar tu cerebro.

Archana Singh-Manoux y sus colaboradores compararon los niveles de colesterol total, de colesterol HDL y de triglicéridos con los resultados de las pruebas de memoria de los participantes (de una media de edad de 55 años), al principio del estudio y seis años después. Durante esos años, las personas con colesterol HDL bajo (por debajo de 40 mg/dL9) desarrollaron un porcentaje de déficit de memoria del 27 al 53 por ciento superior a los que tenían el HDL alto (cerca de los 60 mg/dL). Además, la memoria reciente se deterioró un 60 por ciento más rápido en las personas con el HDL bajo. La pérdida de memoria reciente es uno de los primeros signos de Alzheimer.

No se saben las razones por las que el colesterol HDL alto te ayuda a conservar la memoria. Los investigadores creen que puede que frene la creación del beta-amiloide tóxico, esa sustancia pegajosa que destruye las neuronas del cerebro, y que actúe como un antiinflamatorio y antioxidante que reducen el deterioro del cerebro. Algunas investigaciones vinculan el colesterol HDL alto con una mejor función cognitiva general, una vida sin demencia y mayor longevidad. El colesterol HDL alto reduce tus probabilidades de padecer un accidente cerebrovascular, y si lo padeces, tienes más posibilidades de una recuperación plena, si es de grado leve o moderado.

Los colesteroles HDL protegen especialmente el cerebro de las mujeres, antes y después de los 65 años, según un estudio conjunto sueco-estadounidense a gran escala. Las mujeres con el HDL más alto tenían mejores aptitudes verbales con menos deterioro que las mujeres con el HDL bajo. Curiosamente, las mujeres de cualquier edad con triglicéridos bajos, otro tipo de grasa en la sangre, tenían aptitudes verbales y una memoria notablemente mejores que las mujeres con triglicéridos altos.

¿Qué hacer? El colesterol HDL está principalmente controlado por los genes, pero hemos de intentar subirlo, especialmente si lo tenemos por debajo de 40 mg/dL. Los hombres tienen el HDL más bajo que las mujeres. Los expertos de Harvard sugieren estas formas de elevar el HDL: hacer ejercicio; tomar dosis moderadas de alcohol; adelgazar; evitar las grasas trans, que se ha demostrado que bajan el HDL; comer frutos secos; y seguir la dieta DASH o la mediterránea. También es una buena idea tomar menos colas. En un extenso estudio noruego se observó que cuanta más cola tomaban las personas de todas las edades, incluidas las *light*, más bajo era su HDL. Reducir el consumo de azúcar. El exceso de azúcar, especialmente de los alimentos procesados, puede bajar el colesterol bueno HDL, dicen los investigadores de la Universidad Emory.

Pregúntale a tu médico sobre las dosis altas de niacina, que se sabe que aumenta el HDL; de 1.000 a 2.000 mg al día pueden aumentar el HDL de un 20 a un 30 por ciento. La niacina se receta a veces en combinación con alguna estatina o mezclada con alguna estatina para bajar el LDL y subir el HDL. *Importante*: no te arriesgues a tomar dosis altas de niacina sin supervisión médica. Puede provocar sofocos insoportables y efectos secundarios nocivos duraderos, incluidos ataques de gota, glucosa alta en la sangre y lesiones hepáticas y musculares.

46

Evita los **traumatismos craneales**

Incluso los pequeños golpes en la cabeza pueden provocar Alzheimer

Es evidente que un fuerte traumatismo craneal en un accidente de coche o una mala caída pueden perjudicar seriamente al cerebro. Pero la novedad es que incluso los golpecitos leves, con el tiempo aceleran el inicio del Alzheimer.

Un ejemplo sorprendente: los exjugadores de la Liga Nacional de Fútbol de edades comprendidas entre los 30 y los 49 años tienen un índice de Alzheimer y de enfermedades similares relacionadas con la memoria *diecinueve veces* superior al de otros hombres de la misma edad, según un estudio reciente de la Universidad de Michigan. En los exjugadores de más de 50 años, el índice es cinco veces superior al de la media nacional.

Algunos expertos lo denominan la punta de un alarmante iceberg. Se preocupan por las consecuencias a largo plazo de los traumatismos recurrentes que sufren los atletas jóvenes en la cabeza. Los jugadores de fútbol americano o de rugby de

15 a 18 años sufren unas 40.000 conmociones cerebrales por temporada. Los médicos de la Universidad de Boston descubrieron una enfermedad cerebral degenerativa en un jugador de rugby de 18 años, que había padecido múltiples conmociones cerebrales. Según un experto, pueden bastar tres conmociones para provocar una lesión.

Los boxeadores profesionales pueden acabar con demencia pugilística. Los boxeadores amateurs, aunque usan cascos y rara vez quedan K.O., presentan lesiones cerebrales que predicen el declive cognitivo, dicen los investigadores suecos. Como es lógico, los jugadores de hockey, rugby, fútbol americano, luchadores y cualquiera que practique un deporte de contacto están en peligro.

Sin embargo, lo que es «claramente evidente» para los investigadores del cerebro no es de orden público, advierte Samuel Gandy, catedrático de investigación sobre el Alzheimer en la Facultad de Medicina de Monte Sinaí: *múltiples conmociones cerebrales pueden incrementar drásticamente el riesgo de degeneración neurológica años más tarde*.

Por esa razón, los golpes en la cabeza a cualquier edad pueden aumentar la susceptibilidad de desarrollar Alzheimer. Un análisis realizado por la Universidad de Columbia reveló que el Alzheimer era cuatro veces más común en las personas mayores que habían padecido algún traumatismo craneal. Las personas mayores que habían tenido lesiones graves en la cabeza debido a caídas accidentales tenían 2,5 más probabilidades de padecer deterioro cognitivo o demencia cinco años más tarde, según un estudio finlandés.

Una preocupación añadida es que los portadores del gen ApoE4 tienen un riesgo especialmente alto de demencia tras un traumatismo cerebral. Esto es tan importante que un experto sugiere que se compruebe si los atletas tienen este gen. La idea es identificar a los más vulnerables para que puedan decidir si quieren arriesgarse a las consecuencias neurológicas a largo plazo que pueden provocarles los deportes de contacto.

¿Qué hacer? Todo lo posible para protegernos la cabeza. Ponernos el cinturón de seguridad en el coche. Llevar siempre casco al practicar deportes en los que la cabeza esté expuesta a contusiones y cuando vamos en bicicleta, moto o ciclomotor. No nos proporcionará una protección del cien por cien, pero amortiguará el daño cerebral que puede ocasionar una caída. Toma precauciones en tu casa para evitar caídas. Ten un cuidado especial si eres portador del gen ApoE4. (Véase «Conoce el gen ApoE4», pág. 49.) Los golpecitos pueden transformarse en una grave demencia en la vejez.

47

Sé bueno con tu **corazón**

Lo que destruye tu corazón destruye tu memoria

Las cosas buenas que haces por tu corazón se reflejan en tu cerebro. Ahora, los científicos reconocen que los destructores de los vasos sanguíneos y del corazón también causan estragos en tu cerebro.

Las mismas grasas nocivas saturadas que obturan las arterias debilitan la barrera hematoencefálica, permitiendo que los beta-amiloides tóxicos planten sus semillas del Alzheimer en las neuronas del cerebro, dice un investigador australiano. La formación de placas en las arterias carótidas (cuello) indica un índice más rápido de declive cognitivo y de pérdida de memoria, advierten los investigadores de la Universidad de Maryland. Si padeces enfermedad arterial periférica (EAP), se incrementa el riesgo de tener Alzheimer. La fibrilación atrial, una forma anormal de ritmo cardiaco, así como la enfermedad arterial cerebral, nos hacen más vulnerables a los accidentes cerebrovasculares. La fibrilación atrial duplica el riesgo de padecer Alzheimer y triplica el de la demencia vascular. La reducción del riego sanguíneo y los coágulos destruyen el músculo del corazón y la masa cerebral. La inflamación de las arterias, la hipertensión, la homocisteína elevada, el colesterol LDL (malo) alto y el colesterol HDL (bueno) bajo disparan el riesgo de padecer enfermedades cardiovasculares y demencia. Un estilo de vida sedentario perjudica al corazón y al cerebro. Lo mismo sucede con la obesidad abdominal. Etcétera, etcétera, etcétera.

El mensaje es claro: cuida tu corazón si quieres llegar a viejo con tu memoria intacta. El neurólogo Charles DeCarli, de la Facultad de Medicina de la Universidad de California en Davis, dice que todo lo que hacemos para mantener sano nuestro corazón, puede ser incluso más importante para nuestro cerebro. «Algunos problemas del corazón se pueden reparar quirúrgicamente, pero no sucede lo mismo con el cerebro —señala—. La pérdida de memoria nunca se recupera.»

Jack de la Torre, del Centro de Investigación del Alzheimer del Banner Sun Health Research Institute de Arizona, recomienda que todas las personas sanas de mediana edad deberían someterse a tres pruebas no invasivas sencillas —ultrasonido de las arterias carótidas, ecocardiograma y el índice tobillo-braquial— para detectar y tratar los factores de riesgo cardiaco ante la posibilidad de desarrollar Alzheimer, mucho antes de que aparezcan los síntomas cognitivos. Esta estrategia sistemática bastaría para retrasar o prevenir innumerables casos de deterioro cognitivo, demencia y Alzheimer.

¿Qué hacer? Hazte revisiones cardiovasculares completas y con regularidad. Pide que te hagan los sofisticados análisis de sangre que miden los niveles de colesterol LDL y HDL;

los de la homocisteína y la proteína C-reactiva (PCR), que es un marcador de inflamación; y que muestren los factores ApoE4, si quieres conocer tu vulnerabilidad genética al Alzheimer. Sigue el consejo de De la Torre y hazte estas pruebas adicionales: un ultrasonido Doppler que detecta los pasos estrechos donde hay obstrucciones que restringen la circulación sanguínea, el índice tobillo-braquial para la enfermedad arterial periférica, y un ecocardiograma para detectar anomalías que pueden obstruir el riego sanguíneo al cerebro. (Véase «Revisa tu tobillo», pág. 39.) Haz ejercicio, sigue la dieta mediterránea y una dieta con índice glucémico bajo; medícate para el corazón si lo necesitas. Un cerebro más inteligente es un extra para el buen cuidado del corazón.

48

Mantén un buen nivel de **homocisteína**

Esta toxina en tus arterias también tiene tu cerebro como diana

Un nivel alto en la sangre del aminoácido denominado homocisteína suele estar relacionado con una enfermedad cardiaca. También predice la pérdida de memoria relacionada con la edad, los accidentes cerebrovasculares, la demencia y el Alzheimer, según una serie de estudios.

Cuando sube la homocisteína, también lo hace tu probabilidad de padecer demencia, según un análisis del Estudio del Corazón de Framingham. El riesgo de Alzheimer casi se duplicaba en las personas mayores con niveles altos de homocisteína, superiores a 14 micromoles por litro (µmol/l).

En un estudio sueco reciente de la Universidad de Gotenburgo, las mujeres de mediana edad con la homocisteína más elevada, triplicaban su riesgo de sufrir un accidente cerebrovascular y tenían 2,5 veces más probabilidades de desarrollar el Alzheimer dos o tres décadas después que las que tenían niveles más bajos. La homocisteína alta también aumenta el riesgo del deterioro cognitivo relacionado con la edad, que precede a la demencia, en un 240 por ciento, dicen los investigadores de la Universidad de Michigan. Tener la homocisteína alta y el gen del Alzheimer ApoE4 perjudica el funcionamiento cognitivo más que cualquiera de ambas cosas por separado, según observaron los investigadores de la Universidad de Maine. En resumen, la homocisteína aumenta el riesgo de los genes malos; por lo tanto, es especialmente importante para los portadores del ApoE4 que controlen su homocisteína.

No se conoce todavía cómo actúa la homocisteína para perjudicar al cerebro, pero según los estudios con animales, los científicos creen que la homocisteína alta favorece la formación del beta-amiloide tóxico y de las tau en las neuronas del cerebro, las dos características principales del Alzheimer.

Ahora la buena noticia: es bastante fácil localizar la homocisteína. Las personas con la homocisteína elevada tienen deficiencia de vitaminas B. Sorprendentemente, en el Estudio del Corazón de Framingham, las personas con niveles más bajos de vitaminas B, tenían *seis veces* más tendencia a tener la homocisteína alta, respecto a las que los tenían altos. Por lo que se deduce que las vitaminas B pueden reducir la homocisteína, y también el riesgo de deterioro cognitivo y Alzheimer. No obstante, todavía no se ha probado que mantener la homocisteína baja evite la demencia. De todos modos, la homocisteína alta presagia riesgo cognitivo en el futuro, y mantenerla en su nivel correcto parece una buena medida preventiva.

¿Qué hacer? Pídele a tu médico que te haga un sencillo y económico análisis para averiguar tu nivel de homocisteína. Normalmente se hace con la misma muestra de sangre que te extraen para el colesterol. De 5 a 15 µmol/l de homocisteína se considera normal. No obstante, los estudios sugieren que es más seguro que sea más baja. Un régimen diario de tres vitaminas B —ácido fólico (800 mcg), B_{12} (1000 mcg) y B_6 (25 mg)— suele ser suficiente para bajar la homocisteína y corregir las deficiencias de estas tres vitaminas en la mayoría de las personas mayores. (Véase «Toma ácido fólico», pág. 151.)

49

Evita la **inactividad**

La teleadicción atrae el Alzheimer

Es innegable que la inactividad física te convierte en un blanco propicio para la pérdida de memoria y el Alzheimer. En general, cuanto más sedentario eres, más rápido es el declive cognitivo.

Los investigadores de la Universidad de California en San Francisco descubrieron que los adultos mayores sedentarios (que no hacían nada de ejercicio) eran los que tenían peor función cognitiva al inicio de un estudio longitudinal de siete años de duración, y los índices más rápidos de declive a lo largo del estudio. De hecho, los resultados de las pruebas cognitivas de los teleadictos descendieron un 55 por ciento más que las de los participantes que mantenían un nivel de actividad más alto (al menos 150 minutos de paseo a la semana). Las personas que hicieron menos ejercicio durante el estudio de siete años también perdieron habilidades mentales más rápidamente.

El principal mensaje, dice la investigadora jefe Deborah F. Barnes, es que si has dejado de hacer ejercicio, empieza de nuevo.

Si eres una persona activa, mantén o aumenta la cantidad de ejercicio que haces. «Lo peor que puede haber es el sedentarismo.»

Los estudios indican que estar físicamente activo reduce el riesgo de desarrollar Alzheimer hasta un 40 por ciento. Incluso hacer *algo* de actividad física, en comparación con no hacer nada, «tiene un efecto protector contra el Alzheimer», dice la autoridad sobre este tema, Nikolaos Scarmeas, del Colegio de Médicos y Cirujanos de la Universidad de Columbia. Observó que las personas mayores que hacían aunque sólo fueran 15 minutos a la semana de alguna actividad moderada, como ir en bicicleta, nadar, ir de excursión o jugar al tenis, reducían un 25 por ciento sus probabilidades de desarrollar Alzheimer, respecto a los que no hacían nada.

En un estudio reciente de la Clínica Mayo se descubrió que hacer cualquier tipo de ejercicio moderado, durante el tiempo que sea, en la mediana edad o a edad avanzada, reduce un 30 por ciento el riesgo de padecer deterioro cognitivo.

¿Por qué es tan mala la inactividad física para el cerebro? Por una razón: porque conduce a la obesidad visceral, o abdominal, que desencadena una inflamación de grado bajo, que se considera un causante del Alzheimer, según los investigadores daneses. Por el contrario, observan que la actividad física, que implica contracciones de los músculos esqueléticos, hace que liberemos agentes antiinflamatorios similares a las hormonas, protegiéndonos de los daños cerebrales.

Además, las personas físicamente inactivas, como muestran los escáneres, tienen menos riego sanguíneo en el cerebro y una mayor atrofia cerebral a medida que envejecen, especialmente en el hipocampo, un área esencial para la memoria y el aprendizaje.

¿Qué hacer? Levántate y muévete. Haz lo que puedas; cualquier actividad ayuda. No es necesario que sea vigorosa e intensa; los expertos valoran más el ejercicio aeróbico moderado por considerar que es el que mayores beneficios aporta al cerebro. Eso significa 30 minutos de ejercicio moderado o 15 de ejercicio intenso al día. Pero has de saber que levantarte del sillón y moverte a cualquier ritmo, por lento que sea, es tu primera acción para rescatar tu cerebro. Siempre puedes acelerar cuando te apetezca.

Otra sencilla forma de superar la inactividad es llevar un podómetro (un contador de pasos) y aumentar gradualmente los pasos que das al día. Aquí tienes un cálculo de actividad, según los especialistas en ejercicio físico de la Universidad de Arizona: por debajo de 5.000 pasos al día es «sedentarismo»; de 5.000 a 7.499 pasos diarios, «actividad baja»; de 7.500 a 9.999, «algo de actividad»; más de 10.000 pasos «actividad»; y más de 12.500 pasos, «mucha actividad». (Véase «Mantente activo», pág. 72; «Refuerza tus músculos», pág. 228; «Camina, camina, camina», pág. 321.)

50

Procura evitar las **infecciones**

Los patógenos del cerebro pueden ser
una causa subyacente del Alzheimer

¿Es posible que las infecciones desencadenen el Alzheimer? Algunos científicos creen que sí. Esta idea es muy controvertida y vuelve a ser centro de interés. Últimamente, el *Journal of Alzheimer's Disease* dedicó un número especial a las pruebas que están apareciendo de que el Alzheimer está vinculado con microorganismos comunes que pueden provocar herpes labiales, úlceras gástricas, enfermedad de Lyme, neumonía e incluso gripe.

Los científicos saben que los cerebros con Alzheimer tienen agentes infecciosos. El eminente investigador Brian Balin, de la Facultad de Osteopatía de Filadelfia, descubrió la bacteria *Chlamydia pneumoniae* en el 90 por ciento de las muestras de cerebros de pacientes de Alzheimer que habían fallecido, mientras que en las muestras de otros cerebros normales sólo encontró un 5 por ciento. Las implicaciones son tremendas, puesto que este patógeno es una de las causas de la neumonía adquirida en la comunidad [es decir, no en un hospital], una infección común, especialmente en personas mayores de 65.

Después de que Balin expusiera a unos ratones normales sin tendencia al Alzheimer a inhalar la bacteria *C. pneumoniae*, sus cerebros también desarrollaron los depósitos del beta-amiloide tóxico (poco comunes incluso en ratones viejos). Según él, esto prueba que los agentes infecciosos pueden desencadenar la patología del Alzheimer, provocando la enfermedad.

El virus del herpes simple del tipo 1 (una de las causas del herpes labial) es también uno de los principales sospechosos. El ADN del virus es tres veces más común en las placas de los cerebros con Alzheimer que en la de los cerebros normales, dice Ruth Itzhaki, de la Universidad de Manchester, Inglaterra. Considera que el «virus es la principal causa de las placas de amiloides», y calcula que el virus del herpes labial puede ser el responsable del 60 por ciento de todos los casos de Alzheimer.

Otro culpable potencial es la bacteria *Helicobacter pylori*, causante de las úlceras gástricas y pépticas. En un estudio llevado a cabo en Grecia, los pacientes de Alzheimer tenían casi el doble de riesgo de padecer infecciones por *H. pylori* que los pacientes normales.

También hay pruebas de que el virus de la gripe común puede instalarse en el cerebro, provocando lesiones neurodegenerativas. Investigaciones canadienses han revelado que la espiroqueta infecciosa de la enfermedad de Lyme (*Borrelia burgdorferi*) se aloja en el tejido de los cerebros con Alzheimer junto con las placas de amiloides.

Ésta es la teoría según Balin: varios microbios, inspirados o absorbidos por la sangre, entran en el cerebro, provocando una infección que se cronifica, y que puede no detectarse durante años. La infección dispara la producción del beta-amiloide tóxico y fomenta la destrucción neuronal justamente en las zonas del cerebro dedicadas a la memoria y la cognición. Por consiguiente, la infección es la causa subyacente de las placas que provocan el Alzheimer.

Especialmente alarmante es que algunos patógenos como la *C. pneumoniae*, pueden estar flotando en el aire de la comunidad y ser inspirados rápida y directamente hacia el cerebro. Esto plantea la siguiente cuestión: si el Alzheimer está en el aire, ¿podría llegar a ser contagioso? «Posiblemente», afirma Balin, aunque existen muchos otros factores que podrían influir en que acabara manifestándose como Alzheimer.

Cada vez existen más pruebas de que la formación del beta-amiloide en el cerebro está relacionada con las infecciones. A medida que envejecemos, las infecciones leves pueden hacer que el sistema inmunitario genere beta-amiloide a modo de «antibiótico» para proteger las neuronas del cerebro, dice Rudolph Tanzi, del Instituto de Enfermedades Neurodegenerativas del Hospital General de Massachusetts. De hecho, Tanzi ha demostrado que los beta-amiloides inhiben el crecimiento de ocho organismos, que incluyen la *Candida albicans*, listeria, estafilococos y estreptococos. La teoría es: al principio, un poco de beta-amiloide puede tener un efecto protector, pero durante un largo periodo tiene un efecto contrario y puede ser letal para las neuronas del cerebro.

¿Qué hacer? Toma precauciones para evitar infecciones. Ponte las vacunas pertinentes. En un estudio canadiense de personas de más de 65 años, las que estaban vacunadas contra la difteria o el tétanos, la poliomelitis y la gripe tenían hasta un 60 por ciento menos de riesgo de desarrollar Alzheimer. Tomar antibióticos y agentes antivirales cuando es necesario también puede beneficiar al cerebro. (Véase «No temas a los antibióticos», pág. 42.) Manténte al día sobre las pruebas que vayan saliendo respecto a este potencial y enigmático factor de riesgo.

51

Combate la **inflamación**

Ese fuego en el cerebro provoca demencia

Hasta hace poco, los científicos creían que era imposible que los tejidos del cerebro sufrieran una inflamación. Estaban equivocados. En el cerebro puede haber una inflamación crónica de grado leve, que destruye las neuronas y te hace más vulnerable a la pérdida de la memoria y al Alzheimer, dice el eminente investigador Joseph Rogers, del Banner Sun Health Research Institute de Arizona, un Centro para el Alzheimer del Instituto Nacional sobre el Envejecimiento.

Aunque no se entiende plenamente por qué la inflamación crónica se instaura en el cerebro, sus efectos son terribles cuando los observas en el microscopio, dice Rogers. Básicamente, es una respuesta normal del sistema inmunitario que se ha torcido, explica. Las células inmunitarias supresoras, denominadas microglía, ven los depósitos de beta-amiloide tóxico (presentes tanto en los cerebros normales como en los enfermos) como «invasores» y lanzan feroces ataques para eliminarlos. En el proceso, la microglía alcanza y destruye sin pretenderlo a millones de neuronas sanas del cerebro que encuentran a su paso y que son esenciales para la memoria y el pensamiento. Con el tiempo, está activación continua de grado leve crea un caos de neuronas muertas y disfuncionales, lo que promueve el Alzheimer, dice Rogers.

¿Cómo podemos saber si la inflamación del cerebro va a causar problemas? Podemos obtener una respuesta indirecta a través de los análisis de sangre que miden los agentes inflamatorios. Al menos diez estudios muestran que las concentraciones altas de marcadores inflamatorios, como la proteína C-reactiva (PCR), están relacionadas con un mayor riesgo de demencia y de deterioro de la memoria. En un estudio longitudinal de veinticinco años, las personas con los niveles más altos de PCR triplicaban su riesgo de demencia respecto a las personas con niveles más bajos. Una investigación reciente de la Clínica Mayo reveló que las personas con niveles altos de inflamación en la sangre tenían un 40 por ciento más de riesgo de padecer deterioro cognitivo. No cabe duda, dicen los expertos: la inflamación es uno de los principales enemigos para el envejecimiento del cerebro.

¿Qué hacer? Todo lo que haga falta para controlar la inflamación. Por una parte, hazte un análisis de sangre para la PCR y descubrir así tu grado de inflamación. Para combatir la inflamación, manténte activo físicamente, procura caminar a paso ligero de 30 a 40 minutos al día. Come pescado azul y toma suplementos de aceite de pescado; el omega-3 del pescado es un gran antiinflamatorio. Reduce las grasas saturadas, las grasas trans y las omega-6 que son muy inflamatorias. Sigue la dieta mediterránea. Reduce tu cintura; la grasa visceral, o abdominal, es inflamatoria. Busca nutrientes y antioxidantes que sean antiinflamatorios, como la curcumina del curry, la vitamina C, la vitamina E y el ácido alfalipoico. Las estatinas tienen muchas propiedades antiinflamatorias, que algunos expertos creen que es la principal razón por las que pueden combatir las enfermedades cardiovasculares, aunque los estudios no han demostrado que éstas sean eficaces para prevenir el Alzheimer. (Véase «Indaga sobre las estatinas», pág. 277.)

52

Descubre buena **información**

**Estar al día de las investigaciones científicas
rigurosas puede ayudarte a alejar la demencia**

Buscar formas para prevenir y retrasar el inicio y el avance
del Alzheimer (con suerte para toda la vida) se ha convertido
en una prioridad entre muchos investigadores, y regularmente descubren nuevas estrategias para reducir el riesgo.
Por lo tanto, has de estar al día de estos descubrimientos. En
el gran laberinto de información y desinformación de Internet, has de saber dónde buscar las últimas *investigaciones
científicas rigurosas y consejos* para proteger bien tu cerebro.

¿Qué hacer? Aquí tienes algunas fuentes [en Estados Unidos]
donde hallarás información fidedigna en la que confiar el res-
cate de tu cerebro:

El National Institute on Aging [Instituto Nacional sobre
el Envejecimiento], bajo el amparo de los Institutos Nacionales
de la Salud, financia la mayor parte de las investigaciones so-

bre el Alzheimer y la demencia en Estados Unidos. Su impresionante sitio web puede tenerte al día sobre los últimos estudios, diagnósticos y el impacto de las diferentes estrategias sobre el cerebro, como hacer ejercicio, la dieta y el estilo de vida. Entra en www.nia.nih.gov.

El Alzheimer Research Forum [Foro de Investigación sobre el Alzheimer] es un sitio web muy dinámico y bien escrito que cuelga los comentarios de las autoridades sobre el Alzheimer y el público en general. Contiene las últimas investigaciones y discusiones entre los expertos, y da una exposición detallada de las teorías e ideas innovadoras, controvertidas y no convencionales. Aquí encontrarás una gama completa de lo que hacen y piensan los mejores investigadores sobre la materia. Entra en www.alzforum.org.

Alzheimer's Disease Centers [Centros para el Alzheimer], financiados por el Instituto Nacional sobre el Envejecimiento, situados en las principales instituciones médicas de Estados Unidos. Llevan a cabo las investigaciones más importantes e innovadoras sobre cómo prevenir y curar el Alzheimer. También ofrecen información, diagnóstico, gestión médica y oportunidades para participar en los ensayos clínicos. Son fuentes de información muy fidedignas. Para la lista de 30 centros con sus correspondientes sitios web y números de teléfono, véase «Centros para el Alzheimer», página 342.

La Alzheimer's Association [Asociación para el Alzheimer] es una organización nacional no lucrativa con centros repartidos por el país, y un sitio web que ofrece mucha información sobre la enfermedad. No te pierdas su excelente recorrido interactivo del cerebro, que te enseña cómo funciona el cerebro y cómo lo destruye el Alzheimer. Entra en www.alz.org. Para su recorrido por el cerebro, clicar en «Alzheimer's Disease», luego «Brain Tour». Está disponible en varios idiomas. Para consultas médicas y otros apoyos, llamar al 800-272-3900.

Pub Med, gestionado por la Biblioteca Nacional de Medicina de los Institutos Nacionales de la Salud, es un servicio *online* que te da acceso a prácticamente todos los estudios publicados en todo el mundo (más de 19 millones) sobre diversas enfermedades y problemas de salud, incluido el Alzheimer, la demencia, el declive cognitivo y el deterioro cognitivo leve. Puedes buscar por el tema, nombre del autor, título de la publicación o del artículo. El resumen es gratis, aunque puede que tengas que pagar algo para descargarte todo el artículo. Aquí es donde debes dirigirte si quieres comprobar la validez científica de algo que has leído en Internet, en una publicación, que has oído en la radio o en la televisión. Si el lenguaje técnico te confunde, ve al final del resumen o del artículo y busca las «conclusiones» o «discusión» para encontrar los puntos principales. Entra en www.pubmed.gov.

53

Mantén niveles normales de **insulina**

**Un nivel de insulina anormal o una insulina débil
suponen una amenaza para el cerebro**

Si la insulina se descontrola, el cerebro tiene problemas. La
insulina es la hormona que facilita que las células absorban
glucosa de los alimentos y proporciona energía para seguir
con el proceso de la vida. La insulina es especialmente potente en el cerebro, dice la eminente investigadora del Alzheimer, Suzanne Craft, de la Facultad de Medicina de la Universidad de Washington. Esta hormona ayuda a la creación de
memoria y bloquea la actividad del beta-amiloide tóxico, que
intenta destruir el cerebro.

En su estado normal, la insulina trabaja a conciencia. Pero
puede perder la fuerza para seguir con su labor, causando graves problemas cognitivos y hacer que la diabetes y la demencia
den un golpe de Estado en tu cerebro. Esto sucede cuando las
células se vuelven insensibles o resistentes a la insulina. Cuando las células se niegan a aceptar y a procesar la glucosa, ésta
se derrama en los espacios intercelulares. Entonces, el páncreas

secreta más insulina en un erróneo intento de compensar la sobredosis de glucosa. La sangre no tarda en inundarse de glucosa no procesada e insulina ineficaz. Esta condición se llama «resistencia a la insulina». Es una de las principales causas subyacentes de la diabetes, dice Craft, además de que contribuye a la inflamación del cerebro, a las enfermedades microvasculares, a la formación de placas de proteína beta-amiloide y de ovillos de tau que favorecen los accidentes cerebrovasculares, el deterioro de la memoria y el Alzheimer.

La buena noticia es que la resistencia a la insulina se puede prevenir y tratar. ¡Craft puede inducir la resistencia a la insulina haciendo que durante cuatro semanas las personas coman grasas muy saturadas y una dieta rica en azúcar! Puede invertirla en las cuatro semanas siguientes cambiándoles la dieta a otra con grasas poco saturadas y pobre en azúcar. Explica que las grasas saturadas y el azúcar son una pésima combinación: el azúcar provoca un pico de insulina y glucosa en la sangre, y las grasas saturadas mantienen ese pico durante mucho tiempo. Lo más alarmante es que ha podido constatar que las personas con dietas ricas en grasas tienen más beta-amiloide en su sistema nervioso central, aunque desciende al cabo de un mes de haber cambiado de dieta.

Hacer ejercicio, especialmente aeróbico, es también un potente tratamiento para la resistencia a la insulina. «Es espectacular e inmediato —dice Craft—. Media hora de ejercicio aeróbico mejora el funcionamiento de la insulina durante veinticuatro horas.» Pero lo mejor de todo es que la dieta correcta y el ejercicio juntos son la mejor forma de control, más que cada uno por separado.

¿Qué hacer? Actualmente, no existen pruebas sencillas y fiables para comprobar la resistencia a la insulina, pero si en los análisis de sangre te sale la glucosa alta o si te han diagnosticado diabetes o prediabetes, es muy probable que tengas resistencia a la insulina. Uno de cada cuatro estadounidenses de más de 60 años la tiene, y la mayoría no lo sabe.

Regular la insulina puede ser el favor más grande que le hagas a tu cerebro. Prueba estas estrategias para mantener la insulina a niveles normales: adelgaza. No tomes grasas saturadas ni azúcar. Come alimentos bajos en índice glucémico, que se ha demostrado que corrigen la resistencia a la insulina. Haz ejercicio aeróbico cada día, o al menos tres veces a la semana. Toma canela y vinagre para controlar los picos de glucosa que provocan el aumento de la insulina. (Véase «Pasión por la canela», pág. 93, y «Ponle vinagre a todo», pág. 310.)

54

Haz un **trabajo** interesante

Un trabajo que entusiasme a tu cerebro lo fortalece

No cabe duda de que un buen sueldo y un cargo importante en tu trabajo te hacen feliz. Pero el cerebro medra con los trabajos que lo hacen pensar. Las personas que siempre están aprendiendo en sus trabajos tienen menos riesgo de padecer demencia, incluido el Alzheimer, según el investigador Guy Potter, catedrático adjunto de psiquiatría del Centro Médico de la Universidad Duke.

En su estudio con gemelos idénticos, los que tenían trabajos que exigían mayor razonamiento, habilidades del lenguaje y matemáticas, tenían menos tendencia a contraer Alzheimer. No es de extrañar que en ese grupo hubiera médicos, abogados, ingenieros, profesores, escritores, arquitectos y contables. «Pero no sólo los profesionales con carrera universitaria son los que usan su intelecto», señala Potter. Los que tienen puestos de menos categoría que hacen cursos de formación y siguen ampliando regularmente su formación para seguir superándose, también tienen menos riesgo de contraer una demencia.

Asimismo, Kathleen Smyth, de la Universidad Case Western Reserve, descubrió que quedarse estancado en la madurez de la vida en un trabajo que no exige nada mentalmente aumentaba el riesgo de desarrollar Alzheimer, mientras que hacer un trabajo más difícil mentalmente lo reducía. Los investigadores dicen que si no has tenido una formación superior, tener un trabajo estimulante mentalmente puede compensar esa carencia y protegerte contra el Alzheimer.

Uno de los estudios más fascinantes que demuestra que no necesitas un lugar de trabajo sofisticado ni un título para estimular tu cerebro, fue el que se realizó con los taxistas de Londres. Eleanor A. Maguire, investigadora de la Facultad Universitaria de Londres, utilizando la tecnología de imágenes cerebrales, demostró que los taxistas, que han de memorizar y circular por las complejas rutas de tortuosas calles y puntos importantes de la ciudad para conseguir su permiso, tenían las neuronas del cerebro más grandes. Mostraban claramente más sustancia gris en el hipocampo, la región donde se forma la memoria, que los conductores normales, y cuantos más años hacía que conducían un taxi, más sustancia gris habían acumulado. Por el contrario, los conductores de autobuses de Londres, que siempre hacían la misma ruta automáticamente, no habían incrementado su sustancia gris. Maguire llegó a la conclusión de que la maestría mental que exigía conducir un taxi en Londres provocaba el desarrollo de las neuronas en esa importante región de la anatomía del cerebro. Curiosamente, una vez jubilados, su sustancia gris del hipocampo volvía a la normalidad a los pocos años.

¿Qué hacer? Busca una ocupación en la que tengas que usar la mente. Participa en todas las oportunidades que se te presenten de aprender y mejorar en tu trabajo. Si puedes, evita los trabajos aburridos y que no ofrecen ningún reto mental. La clave está en el aprendizaje continuo, según los investigadores. Por otra parte, Smyth añade que «no todo el mundo puede ser astrofísico». Dice que para contrarrestar un trabajo menos estimulante, debes mantener tu mente activa fuera de él. Aconseja «buscar actividades nuevas» y tomar cursos de formación. (Véase «Haz algo nuevo», pág. 233.)

55

Bebe **zumos** de todas clases

Un vaso o dos al día reduce el riesgo de desarrollar Alzheimer

Es fácil levantarse por la mañana y tomarse un vaso de zumo de frutas o verduras. También es sorprendente lo que esa sencilla acción puede reducir tu riesgo de padecer Alzheimer. Las decisivas investigaciones de la Facultad de Medicina de la Universidad Vanderbilt en Nashville demuestran que el riesgo de contraer Alzheimer se reducía un 76 por ciento en las personas que bebían zumo de frutas o de verduras más de tres veces a la semana, respecto a las personas que bebían menos de uno a la semana. Beber zumo una o dos veces a la semana reducía un 16 por ciento el riesgo de tener Alzheimer.

Los expertos saben que los zumos de color oscuro, como los de uva (negra), granada y arándano negro Concord, obran milagros en los animales de laboratorio. Cuando a los ratones a los que se había alterado genéticamente para desarrollar Alzheimer se les dio zumo de granada, su formación de placas de beta-amiloide se redujo a la mitad y tenían menos riesgo de padecer

Alzheimer que los ratones que bebieron agua sola, según una investigación de la Universidad de Loma Linda, California. En las pruebas del laberinto, los que habían tomado zumo de granada eran mucho más hábiles, rápidos y eficientes que los que bebían sólo agua.

La fascinante investigación de James Joseph, de la Universidad Tufts, y de Robert Krikorian, de la Universidad de Cincinnati, demostró que beber zumo de uva negra Concord [*Vitis labrusca*] o zumo comercial de arándano negro, mejoraba la memoria reciente y verbal en personas mayores con una pérdida prematura de la memoria y un alto grado de Alzheimer. Los que bebieron uno o dos vasos de zumo de uva cien por cien Concord cada día durante 12 semanas obtuvieron mejores resultados en la prueba de memorizar listas que los que tomaron una bebida placebo.

Asimismo, en otra prueba, las personas mayores con un deterioro cognitivo leve que bebieron un zumo de arándano negro comercial durante 12 semanas, mejoraron un 40 por ciento en una prueba de funcionamiento de la memoria, y un 20 por ciento en la prueba de memorizar una lista. Los participantes bebieron de 1¾ a 2½ tazas de zumo de arándano al día, según su peso corporal.

Joseph y Krikorian creen que el mérito se debe a las concentraciones extraordinariamente altas de antioxidantes (polifenoles) de los zumos morados y azules. También advierten que los zumos de uva blanca y roja tienen muchos menos antioxidantes y no son tan eficaces para el estímulo cognitivo.

Muchos zumos de frutas y verduras todavía no se han analizado adecuadamente en cuanto a su potencial de protección del cerebro, de modo que es imposible estar seguros de cuáles son los más potentes. Algunos investigadores sugieren que el zumo de tomate, rico en el antioxidante licopeno, puede proteger contra el envejecimiento del cerebro. El zumo de manzana, por otra parte, es más bajo en cuanto a poder antioxidante, pero tiene otras propiedades benéficas para combatir el Alzheimer. (Véase «Bebe zumo de manzana», pág. 52.) Se acaba de descubrir que el zumo de naranja posee propiedades antiinflamatorias.

¿Qué hacer? ¿Qué podemos perder? ¿Por qué no adoptar la costumbre de beber un vaso de zumo cada día? Es un juego en el que no arriesgamos nada, puesto que las frutas y verduras de toda clase nos salvan de innumerables trastornos y enfermedades. El Alzheimer y la pérdida prematura de la memoria son sólo el aperitivo. Mezcla los zumos. Es una buena idea empezar por los de colores más oscuros que se ha probado que rejuvenecen el cerebro, como el de uva negra, granada y arándano negro, pero no te olvides de la naranja y el pomelo, la piña, el mango, las cerezas, las ciruelas pasas y demás frutas. También tienen beneficios para el cerebro. Bebe sólo zumos que sean 100 por cien de frutas o de verduras, no «bebidas de frutas». Mira que la etiqueta ponga «sin azúcar añadido». Si no encuentras zumo de arándano salvaje en tu barrio, la marca Van Dyk —que fue la que se utilizó en el estudio de la Universidad Tufts de Cincinnati— se puede encontrar en www.vandykblueberries.ca.

56

Aprende a amar el **lenguaje**

Las habilidades lingüísticas crean cerebros más grandes, inteligentes y fuertes

La habilidad de escribir ideas complejas con mucha claridad y bien elaboradas en una etapa temprana de la vida nos hace menos propensos al Alzheimer en la vejez. Esas primeras habilidades lingüísticas se imponen aun cuando desarrolles una patología cerebral grave que encaje con el diagnóstico de Alzheimer. Ésta es la fascinante conclusión de la investigación con las más de 600 mujeres mayores [entre 75 a 106 años] católicas en Estados Unidos que participaron en el denominado Estudio de las Monjas.

La eminente investigadora Suzanne Tyas, de la Universidad de Waterloo, Ontario, examinó los ensayos escritos por las monjas cuando ingresaron en sus conventos al final de su adolescencia o a los veinte y pocos años. Los ensayos autobiográficos fueron puntuados de acuerdo con su «densidad de ideas» y «complejidad gramatical». El propósito era comparar la calidad literaria de los primeros escritos con el estado cognitivo de las monjas a edad avanzada, a la vez que se tenía en cuenta la magnitud de su enfermedad cerebral.

El asombroso descubrimiento fue: las monjas con habilidades literarias superiores cuando eran jóvenes, tenían menos riesgo de demencia al cumplir los 70, 80, 90 o 100 años que las que empezaron con habilidades lingüísticas inferiores. De 180 mujeres que participaron en el estudio, casi un tercio tenía lesiones cerebrales que merecían el diagnóstico de Alzheimer. Sin embargo, sólo la mitad de las que padecían ese deterioro mostraron alguna vez síntomas de demencia en su vida. Lo más revelador: tres cuartos de las mujeres que obtuvieron mejores resultados en habilidades lingüísticas, eran siete u ocho veces más propensas a librarse de los síntomas del Alzheimer a pesar de tener un deterioro cerebral que indicaba dicha patología, que el último cuarto.

Tyas sugiere que la «habilidad lingüística puede ser una de esas características tempranas de la vida que refleja la capacidad de reserva, que nos ayuda a plantarle cara a la manifestación clínica del Alzheimer». Resumiendo, cuanto más culto es un cerebro de joven, mejor puede contrarrestar el Alzheimer de mayor.

Ser bilingüe de nacimiento también retrasa unos cuatro años el inicio de la demencia, dice un estudio canadiense realizado por Ellen Bialystok, catedrática de psicología de la Universidad York. En las personas que hablaban con fluidez dos idiomas, la edad media para el inicio de la demencia era de 75,5 años, mientras que en los monolingües la edad era de 71,4 años. Los investigadores israelíes descubrieron que cuantos más idiomas hablaba una persona mayor, mejor era su estado cognitivo. La teoría: manejar más de un idioma hace que ejercitemos constantemente el cerebro.

¿Qué hacer? Si eres joven, cultívate todo lo que puedas. Si eres mayor, sigue leyendo y escribiendo mucho para expresar tus pensamientos. Plantéate aprender otro idioma. Procura que tus hijos tengan acceso a otras lenguas. Apúntate a cursos de escritura. Las investigaciones demuestran que seguir adquiriendo habilidades lingüísticas estimula el cerebro a cualquier edad. «De ahí se deduce que sea razonable el concepto de recomendar la adquisición del lenguaje como una forma de ejercicio mental que puede reducir el riesgo de Alzheimer», dice Samuel Gandy, catedrático de investigación sobre el Alzheimer de la Facultad de Medicina Mount Sinai de Nueva York.

57

Evita la **deficiencia de leptina**

Los niveles elevados de la «hormona del hambre» reducen el riesgo de Alzheimer

Una hormona supresora del apetito que le dice al cerebro que deje de comer porque ya has comido lo suficiente, también puede frenar el deterioro que conduce al Alzheimer. Los investigadores de la Universidad de Boston, en un exitoso estudio, descubrieron que reduces hasta cuatro veces el riesgo de desarrollar Alzheimer si tienes en la sangre niveles elevados de leptina, la hormona del «hambre», respecto a los que tienen niveles bajos.

Wolfgang Lieb y sus colaboradores midieron los niveles de leptina en un amplio grupo de hombres y mujeres mayores, luego hicieron un seguimiento durante doce años para ver quiénes habían desarrollado Alzheimer. El riesgo era del 25 por ciento en los que tenían los niveles más bajos, y del 6 por ciento en los que los tenían más elevados. Es decir, se cuadruplicaba el riesgo con un nivel bajo, lo que el investigador de la leptina J. Wesson Ashford, de la Universidad de Stanford, dijo que era «tremendo», casi tan arriesgado como ser portador del gen ApoE4. «Significa que si las personas con niveles de leptina bajos pudieran subirlos, se podría retrasar el Alzheimer unos diez años», dice Ashford.

Además, los escáneres cerebrales mostraban que los ancianos con niveles más altos de leptina tenían más volumen cerebral en el hipocampo, centro clave para la memoria, que los que tenían niveles más bajos. Sin embargo, la leptina elevada no reducía el riesgo en las personas obesas, probablemente porque tienden a generar una resistencia a ella, del mismo modo que muchas personas tienen resistencia a la insulina. La leptina la secretan las células adiposas y está implicada en la obesidad y la diabetes.

En otra investigación, la leptina también parecía retrasar el declive cognitivo. Las personas mayores con niveles elevados de leptina tenían hasta un 34 por ciento menos de riesgo de padecer declive cognitivo con respecto a las que los tenían bajos, según un estudio realizado con 2.871 personas por Karen Holden en la Universidad de California en San Francisco.

Puede que el papel de la leptina en el Alzheimer no sea una sorpresa para muchos neurocientíficos. En los animales, la leptina mejora la memoria y reduce los niveles de amiloide y tau en el cerebro, dos características del Alzheimer.

¿Qué hacer? Manipular la leptina es engañoso y no se acaba de entender su funcionamiento, pero las mismas estrategias que se utilizan para combatir la diabetes parece que mejoran la leptina. Lo más importante, dicen los expertos, es el ejercicio aeróbico regular: aumenta la sensibilidad a la leptina.

También debes reducir tu dosis de azúcar, especialmente de la fructosa añadida, como en el sirope de maíz rico en fructosa; una dieta rica en fructosa puede inducir a la resistencia a la leptina. (La fructosa natural de las frutas probablemente no sea peligrosa.) Come pescado azul y toma aceite de pescado; la grasa omega-3 mejora la leptina. Come menos grasa animal y grasas trans; en los animales de laboratorio, pasar de una dieta rica en grasas a otra pobre en grasas normalizó su leptina. Controla la glucosa en la sangre y la obesidad; ambos son perjudiciales para la leptina.

58

No seas una persona **solitaria**

Duplica tu riesgo de Alzheimer

Ser solitario no es lo mismo que estar solo, dice Robert S. Wilson, psicólogo y responsable de un estudio sobre la soledad y el riesgo de contraer Alzheimer en la Universidad Rush. «La soledad no es sólo aislamiento social: es aislamiento emocional», añade. «Es sentirse solo, no estar solo.»

Para medir la soledad, Wilson y sus colaboradores preguntaron a 800 personas si estaban de acuerdo con una serie de afirmaciones, como «Tengo una sensación general de vacío», «Echo en falta tener gente a mi alrededor», «Siento que no tengo suficientes amigos», «Muchas veces me siento abandonado» y «Añoro tener un buen amigo».

La soledad es uno de los primeros indicativos del Alzheimer. Las personas con resultados más altos en soledad duplicaban su riesgo de desarrollar Alzheimer respecto a otras con resultados más bajos. Además, los más solitarios tuvieron distintos tipos de declive de la función cognitiva y de la memoria en un periodo de cuatro años.

No se sabe cuál es la razón por la que la soledad es tan mala para el cerebro. Wilson cree que puede «comprometer» de algún modo los sistemas neurales. Por ejemplo, en los animales sujetos a aislamiento social, las neuronas del cerebro se encojen en los centros clave para la memoria, lo que provoca el deterioro de ésta. Su estudio también indica que para algunas personas solitarias, sentirse *satisfechas* con sus relaciones sociales actuales puede influir más en retrasar el Alzheimer que el mero hecho de tener un círculo social amplio. Esas personas siguen sintiéndose solas aunque aparenten tener muchos amigos y estar activas socialmente.

¿Quién es más vulnerable? Como cabía esperar, las personas mayores que viven solas y a las que se les ha muerto su pareja o algún amigo íntimo, según un estudio australiano reciente. En esta investigación también se descubrió un menor sentimiento de soledad en las personas mayores que se relacionaban con la familia (especialmente con los hijos y con los nietos), tenían amistades más jóvenes, organizaban encuentros sociales, tenían animales domésticos y dedicaban tiempo a la jardinería y a leer.

¿Qué hacer? No es fácil, puesto que la soledad puede atacarnos a cualquier edad y ser más un rasgo de nuestra personalidad que el resultado de nuestras circunstancias, dice Wilson. Él nos recomienda terapia, y posiblemente antidepresivos (la soledad está relacionada con la depresión) para ayudarnos a frenar el deterioro cognitivo, preferentemente antes de que se agrave. También deberíamos evitar el aislamiento social; eso empeora el sentimiento de soledad. Si conoces a personas mayores que se sienten solas, échales una mano. Aunque sólo se relacionen un poco, eso puede significar mucho para ellas. No dejes que un cerebro se muera de soledad.

59

Vive **en pareja**

Estar en pareja hace que tu mente sea más feliz

Ésta es una prueba poco ortodoxa para predecir el Alzheimer: mira tu anular (el que está junto al meñique) de tu mano izquierda. Sí: tu estado civil es crucial, según un estudio longitudinal realizado en Suecia y Finlandia. Estar casado o vivir con alguien especial para ti aleja el Alzheimer. Vivir solo te hace mucho más vulnerable, especialmente si eres mujer.

Los datos: los investigadores académicos recopilaron información personal sobre unas 15.000 personas de mediana edad y luego la revisaron veinte años después para buscar signos de demencia. La correlación con la unión sentimental fue sorprendente. Tener una pareja en la mitad de la vida (alrededor de los 50 años) reducía a la *mitad* el riesgo de deterioro cognitivo a los 65 años. Por el contrario, la tendencia a padecer demencia a edad avanzada en los solteros de mediana edad (divorciados/as, viudos/as, solteros/as) era dos o tres veces superior a la de los que tenían pareja.

El riesgo de Alzheimer de las viudas que estaban solas era seis veces superior. Las más vulnerables eran las viudas que vivían solas y que además eran portadoras del factor de riesgo genético para el Alzheimer, ApoE4. Su riesgo era 14 veces superior al de las parejas que cohabitaban y que no estaban genéticamente predispuestas a la enfermedad.

¿Cómo explicar esto? Hay que admitir que es sorprendente que los vínculos sociales y emocionales del matrimonio o de una pareja estable puedan tener semejante repercusión en la patología y los síntomas de una enfermedad cerebral tan devastadora como el Alzheimer. Los investigadores tienen la teoría de que las interacciones sociales forjan la «reserva del cerebro», que aumenta la resistencia a la pérdida de la memoria y al Alzheimer. (Véase «Construye una "Reserva Cognitiva", pág. 99.) Pero, por el momento, todavía es un misterio la razón por la que las personas que están solas tienen mayor riesgo de desarrollar esta enfermedad.

¿Qué hacer? Si tienes pareja o alguna persona que te importe mucho, considérate afortunado. Si no la tienes, busca una, o compensa esa carencia estableciendo vínculos sociales sólidos con un amplio círculo de amistades o familiares. La socialización hace que la mente sea más feliz y esté más sana, y mantiene el Alzheimer a una saludable distancia.

60

Conoce los peligros de la **carne**

Demasiada carne prepara el cerebro para el Alzheimer

«Cuanta más carne comes, más probabilidades tienes de padecer demencia», esa fue la conclusión de un estudio británico a gran escala realizado con 15.000 personas mayores de siete países distintos. En general, las que comían carne tenían un 20 por ciento más de riesgo de demencia que las que nunca la habían consumido, dijo Emiliano Albanese, del King's College de Londres, que fue quien dirigió el estudio. Las últimas investigaciones de la Universidad de Columbia en Nueva York culpan a la carne roja y a las vísceras del aumento del riesgo de Alzheimer en un grupo de personas mayores. Los investigadores de la Universidad Loma Linda de California documentaron que los grandes comedores de carne tenían el doble de riesgo de desarrollar demencia que los vegetarianos.

Esto no tiene nada de extraño. La carne es la culpable de inducir a condiciones típicas del Alzheimer. Una de ellas, por ejemplo, es la inflamación. La carne es la mayor fuente de ácido araquidónico, conocido como el instigador de la inflamación. Además, cocinar carne genera unas sustancias muy tóxicas denominadas aminas heterocíclicas o AHC. Son radicales libres que atacan brutalmente a las células, provocando un deterioro oxidativo, que se reconoce como la causa subyacente del declive de la memoria relacionado con la edad y del Alzheimer. Casualmente, las AHC también producen cáncer. Se generan en lo más profundo de la carne debido a una reacción química entre el calor y las proteínas de la carne del animal. Por lo tanto, no se pueden sacar. Además, la carne es la principal fuente de hierro hemo, y los estudios demuestran que el exceso de hierro en la sangre promueve la neurodegeneración y la demencia.

Luego se encuentran las temidas nitrosaminas que se pueden formar en las carnes curadas con nitrito de sodio y en el cuerpo después de ingerir dichas carnes. Esto incluye el jamón, las salchichas de Fráncfort, beicon, salami, mortadela, pastrami y todo tipo de embutidos. Un estudio reciente publicado en el *Journal of Alzheimer's Disease* culpaba directamente del aumento del índice de muertes por Alzheimer (así como de Parkinson y diabetes) al aumento de la exposición a las nitrosaminas. «Fue alucinante —dijo la investigadora jefe Suzanne de la Monte, neuropatóloga de la Facultad de Medicina Warren Alpert de la Universidad Brown en Providence—. Hay que tener mucho cuidado y evitar estos alimentos siempre que podamos.» Sospechó de este riesgo tras estudiar un fármaco parecido a la nitrosamina que se llamaba estreptozotocina, que puede inducir al Alzheimer en los animales de laboratorio, y se preguntó si las nitrosaminas de la carne podrían tener el mismo efecto. Está convencida de que así es.

¿Qué hacer? Come menos carne roja, es decir, buey, cerdo, ternera y cordero, y especialmente las carnes curadas procesadas —jamón, fiambres, salchichas de Fráncfort y beicon—. Todas pueden ser la antesala del deterioro del cerebro y conducir a un declive más rápido de la memoria, a la demencia y al Alzheimer. ¿Qué cantidad de carne de ave? También se considera carne, pero los investigadores de la Universidad de Columbia piensan que ayuda a frenar, no a promover, el Alzheimer. De modo que es una buena idea sustituir la carne roja por la de ave, aunque el pescado es mejor.

61

Considera tomar **marihuana con fines terapéuticos**

Controvertido, cierto, pero ¿podría ayudar a prevenir el Alzheimer?

Una idea que puede parecer descabellada, absurda o políticamente incorrecta; pero si la ciencia la respalda, puede que hasta aparezca en el actualizado sitio web del Alzheimer Research Forum's (www.alzforum.org), que destaca por ofrecer las últimas novedades en las investigaciones sobre el cerebro. Su éxito, en parte, se debe a sus artículos vanguardistas sobre el Alzheimer, como el caso de la abuela con demencia que comió accidentalmente unos pastelillos que contenían marihuana. En vez de empeorar, como todos temían, se volvió más lúcida cada una de las cuatro veces que los tomó.

No se sabe si esta anécdota es cierta. Pero los últimos estudios de instituciones pioneras en la materia muestran que las sustancias químicas del *cannabis* (el nombre botánico de la marihuana) pueden retrasar los cambios patológicos del cerebro en los animales viejos, e incluso ayudarles a recobrar la memoria.

El Scripps Research Institute de California llegó a la conclusión de que el ingrediente activo de la marihuana, THC (delta-9-tetrahydrocannabinol), no sólo actúa como algunos medicamentos populares para el Alzheimer, sino que los supera. En los estudios realizados en tubos de ensayo, el THC superaba la acción bloqueadora de la formación de las placas de amiloide que obturan el cerebro, hasta un 88 por ciento mejor que el Aricept y un 93 por ciento mejor que el Cognex.

Dar a ratas viejas una sustancia química sintética similar al THC mejoró su memoria, dice Gary L. Wenk, catedrático de psicología y neurociencia de la Universidad Estatal de Ohio. Ayudó a rejuvenecer algunas partes del funcionamiento del cerebro. Wenk atribuye a la marihuana un fuerte poder antiinflamatorio. La inflamación en el cerebro, dice, es la causa principal del Alzheimer, y el THC atraviesa la barrera hematoencefálica mejor que ningún otro agente que se haya estudiado.

Los investigadores, por supuesto, no recomiendan utilizar marihuana ilegal para intentar prevenir o tratar el Alzheimer. Por el contrario, Wenk está buscando la vía legal de hacer llegar una minúscula cantidad del agente anti-Alzheimer al cerebro sin provocar el efecto alucinógeno. Otra posibilidad, nos dice, es desarrollar un parche de marihuana médico que secrete dosis muy bajas de THC a través de la piel que no sean psicoactivas. Espera que eso pueda ayudar a salvar a muchas personas con un alto riesgo de contraer Alzheimer, antes de que la inflamación y los síntomas avancen.

¿Qué hacer? De hecho, no puedes hacer mucho, salvo tener una mentalidad abierta, dice Wenk. El uso legal de la marihuana médica y del THC sintético se está expandiendo. En el misterioso y devastador mundo del Alzheimer, puede que tengamos que tener en cuenta «ideas no convencionales», añade otro científico. Entretanto, no deberías depender de fumar marihuana como medio para prevenir la pérdida de memoria o el Alzheimer. Fumar tabaco ordinario o marihuana es potencialmente perjudicial.

62

Practica la **meditación**

**Es una forma silenciosa de conseguir
un cerebro más grande y mejor**

Las personas que meditan con regularidad suelen tener más
sustancia gris, mantienen mejor la atención y padecen menos declive cognitivo cuando envejecen, dice Giuseppe Pag-
noni, catedrático adjunto de psiquiatría de la Universidad
Emory. Utilizando la sofisticada tecnología de escáneres cerebrales, determinó el volumen total de sustancia gris de los
sujetos y descubrió que los no meditadores presentaban la
típica retracción de la edad en la sustancia gris normal. Pero,
¡los que practicaban meditación zen, no! Además, los meditadores obtuvieron mejores resultados en un test compute-
rizado de atención mantenida.

Los investigadores de la UCLA están de acuerdo en que la
meditación puede ayudar a «hacer el cerebro más grande». Las
imágenes por resonancia magnética revelan que las personas
que habían meditado de 10 a 19 minutos al día durante periodos que comprendían desde los 5 a los 46 años tenían mayor

volumen de sustancia gris en ciertas regiones del cerebro relacionadas con la memoria y las emociones que los sujetos del grupo de control que no meditaban. Los investigadores dicen que las diferencias en la anatomía del cerebro podrían explicar la razón por la que las personas que meditan habitualmente tienen emociones más positivas, mantienen mejor la estabilidad emocional y la atención (es decir, que están más concentradas). No se sabe cómo puede alterar la meditación la estructura del cerebro. Teorías: puede que aumente de algún modo el número de neuronas, que estimule su crecimiento o cree un patrón especial de «conexiones».

Sin embargo, frenar la reducción del cerebro, consecuencia típica del envejecimiento, no es la única forma en que la meditación puede conservar nuestro cerebro cuando envejecemos. La meditación también puede bajar la tensión arterial; reducir el estrés, la depresión y la inflamación; mejorar los niveles de glucosa e insulina en la sangre y aumentar el riego sanguíneo en el cerebro, todo ello factores relacionados con la pérdida de la memoria, el deterioro cognitivo y el Alzheimer.

Curiosamente, existen muchas pruebas científicas que aprueban distintos tipos de meditación para paliar los problemas cognitivos. Andrew Newberg, de la Facultad de Medicina de la Universidad de Pensilvania, demostró que una sesión diaria de 12 minutos de un tipo de meditación yóguica conocida como Kirtan Kriya, durante ocho semanas, aumentaba espectacularmente el riego sanguíneo en personas de edades comprendidas entre los 52 y los 77 años, que padecían deterioro cognitivo leve. Lo que es especialmente interesante es que la meditación aumentaba la actividad en el lóbulo frontal del cerebro, que está implicado en sacar a la luz los recuerdos y es uno de los blancos del Alzheimer. Las puntuaciones altas en las pruebas de memoria también mostraban que la meditación mejoraba la función cognitiva. «Por primera vez estamos teniendo pruebas científicas de que la meditación permite al cerebro autorreforzarse... e incluso prevenir las enfermedades neurodegenerativas como el Alzheimer», dijo Newberg.

¿Qué hacer? Si no estás familiarizado con la meditación, indaga sobre los distintos tipos que existen para ver cuál es el más apropiado para ti. Las técnicas varían; a veces incorporan una postura o un mantra (repetición de una palabra o frase) específicos para inducir un estado de conciencia relajado y de atención plena. Busca centros de meditación en tu banco. También puedes encontrar libros, material de audio y DVD que te enseñarán a meditar.

Para una rápida orientación e información científica, visita el sitio web del Centro Nacional para la Medicina Alternativa y Complementaria de los Institutos Nacionales de la Salud: http://nccam.nih.gov/health/meditation. Apoya las investigaciones sobre los beneficios de la meditación, incluida la meditación de la atención plena (meditación budista) y la Meditación Trascendental (MT).

Practicar regularmente la meditación aunque sólo sea unos minutos al día puede ayudarnos a conservar nuestra agudeza mental a medida que envejecemos y reducir nuestro riesgo de desarrollar Alzheimer.

63

Sigue la **dieta mediterránea**

**Las verduras de hoja verde, el aceite de oliva
y un poco de vino mantienen alejado
el Alzheimer**

La dieta mediterránea, vivas donde vivas, puede ayudarte a salvar tu cerebro del deterioro de la memoria y de la demencia. Los estudios han confirmado en muchas ocasiones que la comida tradicional de los pueblos mediterráneos es verdaderamente alimento para el cerebro. Seguir esta dieta —rica en verduras de hoja verde, pescado, frutas, frutos secos, legumbres, aceite de oliva y un poco de vino—, reduce el riesgo de contraer Alzheimer a la mitad.

Cuanto más sigas esta dieta, más notables serán los beneficios para tu cerebro. En un estudio reciente realizado por el eminente investigador del Alzheimer Nikolaos Scarmeas, del Colegio de Médicos y Cirujanos de la Universidad de Columbia, en los individuos mayores con una memoria normal que seguían la dieta mediterránea, el riesgo de que desarrollaran un deterioro cognitivo leve se redujo un 28 por ciento, respecto a los que se alejaban más de ella. Incluso los que sólo la seguían a medias reducían su riesgo de deterioro cognitivo un 17 por ciento.

Las noticias son aún mejores para las personas que temen que su leve pérdida de memoria pueda progresar hacia el Alzheimer. Seguir más estrictamente la dieta mediterránea reduce un 48 por ciento el riesgo de desarrollar Alzheimer: ¡casi la mitad!

Lo que hace tan poderosa la dieta mediterránea es que no depende sólo de una comida o de unos pocos nutrientes. Es un menú rico en muchos de los alimentos benefactores para el cerebro. Scarmeas atribuye a una serie de antioxidantes (incluidas las vitaminas C y E y los carotenoides) del aceite de oliva, del vino tinto, las frutas y las verduras, especialmente de los tomates, cebollas y ajo, su efecto protector contra el daño oxidativo en las neuronas del cerebro.

Muchos de esos mismos alimentos combaten la inflamación, una de las causas del Alzheimer. Los médicos de Harvard observaron mediante análisis de sangre de la proteína C-reactiva (PCR), un marcador de la inflamación, que las mujeres que seguían estrictamente la dieta mediterránea tenían un 24 por ciento menos que las que seguían una dieta ordinaria. Los ácidos grasos omega-3 del pescado azul también son potentes antiinflamatorios. Y el aceite de oliva, uno de los pilares de la dieta mediterránea, contiene sustancias químicas que se sabe que previenen el desarrollo de los típicos ovillos neurofibrilares de la proteína tau que se forman en el Alzheimer.

¿Qué hacer? Lánzate con pasión a lo mediterráneo. Aquí tienes la descripción de Scarmeas de esta dieta: «La dieta tradicional mediterránea se caracteriza por un elevado consumo de verduras (verduras, frutas, legumbres y cereales); mucho aceite de oliva como principal fuente de grasa monoinsaturada, y una ingesta baja de grasas saturadas; ingesta moderada de pescado; ingesta baja o moderada de productos lácteos; poca carne y aves; y vino en dosis bajas o moderadas, normalmente con las comidas». La dieta mediterránea, añade, incluye dulces y carne roja sólo dos o tres veces al mes.

64

Reconoce tus **problemas de memoria**

¿Es un envejecimiento normal o Alzheimer?

Hacia la mitad de la vida [entre los 40 y los 50 años] casi todas las personas tienen algún que otro problema de memoria, necesitan más tiempo para aprender, procesar y recordar la información. Eso es normal. La gran pregunta es: ¿cómo puedes saber si tu memoria sigue un proceso de declive normal o se está precipitando hacia el Alzheimer?

La fascinante y nueva investigación de Barry Reisberg, director del Programa Fisher para la Enfermedad de Alzheimer del Centro Médico Langone de la Universidad de Nueva York, revela que nosotros mismos podemos ser los que mejor nos diagnostiquemos. Ésta es la razón: mucho antes del inicio de la demencia, suele haber dos etapas de pérdida de la memoria. Una se denomina deterioro cognitivo leve (DCL) o «Alzheimer temprano», y suele presentarse unos siete años antes que la demencia. Cada año se diagnostica Alzheimer a un 10 o un 15 por ciento de personas con problemas cognitivos leves. Muchas no lo desarrollan, algunas incluso mejoran, y no hay una prueba sencilla y fiable para el DCL. Algunos indicios son: perderte cuando vas por sitios que no conoces, que no te salgan las palabras y los nombres, y tener problemas para recordar un pasaje de un libro que acabas de leer. Las personas que están en esta etapa normalmente tienen una patología del cerebro segura.

La otra etapa que se ha descubierto más recientemente es la del «deterioro cognitivo subjetivo» (DCS), que se presenta unos quince años antes que el DCL. El único síntoma del DCS es: notas que tienes problemas de memoria, pero las pruebas objetivas no lo detectan. No puedes recordar tan bien como antes los nombres o dónde has puesto las llaves del coche. Según Reisberg, esta etapa temprana de pérdida de memoria de DCS, «cuando el paciente lo sabe, pero el médico no», presagia la demencia unos veinte años antes.

Sólo tú puedes intuir el DCS. Si tienes 60 años o más, ¿te preocupa tu memoria? ¿Te parece que no es tan aguda como hace un año? Si es así, puede que tu memoria padezca un declive anormal y que tengas DCS. Antes de que te entre el pánico, has de averiguar si ese DCS está asociado a trastornos tratables como una depresión, ansiedad, disfunción de la glándula tiroides, deficiencia de vitamina B_{12}, aneurisma, golpes en la cabeza y medicaciones. El DCS no supone en modo alguno un diagnóstico seguro hacia la demencia y puede ser reversible.

Sin embargo, Reisberg dice que nuestras sospechas de que nos falla la memoria, la mitad de las veces son incorrectas. Durante siete años hizo un seguimiento a 213 adultos cognitivamente normales que tenían entre 60 y 69 años; algunos se preocupaban porque les fallaba la memoria, otros no. Entre los que se preocupaban, el 54 por ciento desarrolló DCL o demencia, respecto a sólo un 15 por ciento que no había confesado problemas de memoria. A pesar de ello, el 46 por ciento de los que tenían DCS no desarrollaron pérdida de memoria sintomática durante el estudio, lo que demuestra que nuestros propios presagios de fallos de memoria no siempre significan que nos acercamos a la demencia.

¿Qué hacer? Si reconoces tu declive de la memoria, contémplalo como una oportunidad para intervenir y detener su progreso. Cuanto antes lo hagas, mejor; tienes mucho tiempo (de 10 a 20 años) para hacer algo. Primero hazte una revisión médica completa para averiguar si tus problemas de memoria pueden ser debidos a alguna condición que se puede tratar. (Véase «Consigue el diagnóstico correcto», pág. 117.) Si no lo es, consulta a un neurólogo, preferiblemente un especialista en geriatría o demencia.

Es muy importante no pasar por alto los primeros avisos de problemas de memoria en uno mismo y en los demás. Cuando la pérdida de memoria progresa hacia el DCL, la persona afectada empieza a negar que le pasa algo raro. Cuanto antes comienza el declive de la memoria, antes puedes frenarlo y rescatar tu cerebro de la demencia.

65

Sigue **activo mentalmente**

«Utilízala o piérdela» es el mantra contra el Alzheimer

¿Y si pudieras reducir el riesgo de desarrollar demencia a la mitad o quizá dos tercios, simplemente estimulando tu cerebro en tu tiempo libre? Según la Facultad de Medicina Albert Einstein de la Universidad Yeshivá, sí puedes.

No importa cuánto usaras tu cerebro en el pasado ni cuánta reserva cognitiva tienes para frenar el Alzheimer: estar activo mentalmente cuando envejeces es una de las herramientas más poderosas para alejar la demencia, dice Charles B. Hall, catedrático de esa Facultad. Cuantas más actividades estimulantes del cerebro realices todos los días, «más retrasarás el declive de la memoria».

Hall estudió las actividades de ocio de 500 hombres y mujeres ancianos en el llamado Estudio sobre el Envejecimiento del Bronx. Ninguno padecía demencia a las edades en que comenzó el estudio en 1983, que abarcaban desde los 75 hasta los 85 años. Con el tiempo, casi un 20 por ciento desarrolló de-

mencia. El hecho más sorprendente: los que realizaban actividades mentales más estimulantes —como leer, escribir, hacer
crucigramas, jugar a juegos de mesa o a las cartas, participar en
grupos de debates o interpretar música—, tenían menos tendencia a «experimentar la pérdida rápida de la memoria que se
asocia a la demencia». ¡Hacer sólo una actividad mental cada
día retrasaba dos meses el inicio de la pérdida de la memoria y
la demencia! La conclusión de Hall: «Hemos descubierto que
cuantas más actividades estimulantes hagas y cuanto más a menudo las realices, más protegido estás».

Eso es cierto en todo el mundo. El neurocientífico australiano Michael Valenzuela y sus colaboradores del Prince of
Wales Hospital [Hospital Príncipe de Gales] de Sidney analizaron 22 estudios que englobaban a 29.000 personas, y llegaron a la conclusión de que una actividad mental elevada reducía el riesgo de demencia un 46 por ciento respecto a las
personas con un nivel bajo. Los beneficios de aumentar la actividad mental eran especialmente notables en la edad avanzada.

Los investigadores pueden calcular el impacto de la actividad mental en el cerebro. Con escáneres RMI y TAC, los
científicos llegan a vincular directamente la actividad mental
con el aumento de sustancia gris en el cerebro y de factores
neurotrópicos —pequeñas proteínas que nutren las células
nerviosas, incluido el FNDC (factor neurotrópico derivado del
cerebro), que muchos investigadores llaman en broma el Mi-
racle-Gro [fertilizante mágico] de las células nerviosas—. La
actividad mental fomenta el nacimiento y la supervivencia de
neuronas nuevas en el cerebro y de sus sinapsis (centros de
transmisión), y posiblemente hasta de vasos sanguíneos. Re-

sumiendo, la actividad mental mejora la anatomía y el funcionamiento del cerebro.

Además, hay un riesgo si dejas la actividad mental. Los científicos han descubierto que reducir el estímulo mental hace que ciertos aspectos de la función cognitiva y de las estructuras del cerebro se detengan o incluso se inviertan, lo que prueba que, si no lo usas, lo pierdes. Por lo tanto, la inactividad mental puede acercarte al deterioro de la memoria y a la demencia.

¿Qué hacer? Mantén tu cerebro activo durante toda la vida, especialmente cuando envejeces. Eso significa realizar todo tipo de actividades de ocio que estimulen tu cerebro. Recuerda, cuanta más actividad mental, más prospera y crece tu cerebro. Si haces una o dos actividades mentales al día, auméntalas a tres, cuatro o más. (Véase también «Construye una "Reserva Cognitiva"», pág. 99, «Haz algo nuevo», pág. 233 y «Rodéate de estímulos», pág. 280.)

66

Toma algún **complejo vitamínico**

Pueden retrasar el envejecimiento y el Alzheimer

Si siempre fueras joven, lo más seguro es que el Alzheimer no llegara a ser un problema. La principal causa de mayor incidencia de esta enfermedad es que vivimos más años. ¿Y si pudieras retrasar el proceso de envejecimiento y, por lo tanto, retrasar el riesgo de declive cognitivo y de Alzheimer?

Una apasionante investigación del Instituto Nacional de Ciencias Medioambientales de la Salud de Estados Unidos parece indicar que esto es posible tomando complejos vitamínicos y antioxidantes. Sus descubrimientos se basan en medir la longitud de los recubrimientos protectores de los extremos de los cromosomas, denominados telómeros, que son «como las protecciones de plástico al final de los cordones de los zapatos», según los describió un científico. La longitud de los telómeros indica la rapidez con la que una persona envejece biológicamente. Cuanto más cortos son, más rápido se envejece, se muere antes, y hay mayor riesgo de padecer enfermedades crónicas relacionadas con la edad, incluyendo el Alzheimer.

Los investigadores de la Facultad de Medicina de Harvard hallaron una sorprendente relación entre la longitud del telómero y el Alzheimer. En las mujeres con telómeros más cortos en los leucocitos de la sangre, el riesgo de tener deterioro cognitivo leve, el preludio del Alzheimer, era doce veces mayor que en las mujeres que los tenían más largos. Los escáneres RMI también mostraron que el cerebro de las mujeres con telómeros más cortos presentaba una mayor retracción.

La gran pregunta: ¿de qué depende la medida de los telómeros? Normalmente, los agentes inflamatorios y los daños a las células ocasionados por los radicales libres son los que acortan los telómeros. Entre estos villanos se encuentran la contaminación ambiental, el humo del tabaco, la obesidad, la homocisteína alta y un estilo de vida sedentario; todos factores de riesgo para el Alzheimer. La buena noticia: los micronutrientes, incluidos los antioxidantes, como las vitaminas C y E, así como la vitamina D y el ácido fólico, suelen contrarrestar el acortamiento de los telómeros.

Ésta es la razón por la que los investigadores del Instituto Nacional de Ciencias Medioambientales de la Salud decidieron descubrir si las personas que tomaban complejos vitamínicos y antioxidantes tenían telómeros más largos y jóvenes. La respuesta contundente fue: ¡sí! Los telómeros de las mujeres que tomaban regularmente complejos vitamínicos eran un 5 por ciento más largos que los de las que no lo hacían. El precio que pagaban las mujeres por no tomar complejos vitamínicos era tener telómeros más cortos, similares a los de personas diez años mayores que ellas.

Las mujeres que tomaron «un complejo vitamínico del tipo Centrum una vez al día» durante al menos cinco años tenían los telómeros un 3 por ciento más largos que las que no habían tomado ningún suplemento. Los telómeros eran un *8 por ciento* más largos en las mujeres que habían tomado habitualmente alguna combinación de complejo vitamínico con antioxidantes y grandes dosis extra de antioxidantes, como la vitamina C y la vitamina E.

Además, las mujeres que tomaban una pastilla al día de vitamina B_{12}, tenían los telómeros un 6 por ciento más largos. En cambio, las mujeres que tomaban sólo una pastilla típica de hierro tenían los telómeros un *9 por ciento más cortos*. El exceso de hierro genera radicales libres que perjudican a las células, lo cual podría explicar este alarmante descubrimiento.

Varios estudios muestran que los complejos multivitamínicos y minerales protegen mejor al cerebro que los nutrientes por separado. Por ejemplo; una potente mezcla de 34 antioxidantes, ingerida durante cuatro meses, mejoró el rendimiento en un extenso grupo de adultos (de 50 a 75 años) que no tenían demencia. El complejo incluía ácido alfalipoico, vitamina C, betacaroteno, ácido fólico, magnesio, nicotinamida, vitaminas B_6 y B_{12}, y varias formas mezcladas de vitamina E. El estudio controlado a doble ciego fue realizado por investigadores de un instituto privado de Nuevo México y en la Universidad de Pittsburgh.

¿Qué hacer? Empieza a tomar un complejo vitamínico cada día si no lo estás haciendo ya. Un complejo con una dosis baja de 1 pastilla al día debería ayudarte a retrasar el envejecimiento de tu cerebro. Pero para una protección antiedad mucho más elevada, elige una fórmula super vitamínica rica en antioxidantes, especialmente en vitaminas C y E, así como en otros nutrientes. Puedes encontrar fórmulas ricas en antioxidantes y complejos vitamínicos en Internet y en las tiendas al por menor.

Importante: no tomes suplementos de hierro si eres un varón adulto o una mujer posmenopáusica, a menos que te lo haya recomendado el médico por alguna razón específica. Cuidado con los suplementos que contienen cobre si comes mucho pescado azul. (Véase «Elimina el cobre y el hierro de tu cerebro», pág. 104. Véase también «Toma ácido fólico», pág. 151, y «No descuides la vitamina D», pág. 315.)

67

Refuerza tus **músculos**

**Una musculatura débil puede ser señal
de un futuro Alzheimer**

No basta con concentrarse por completo en el ejercicio aeróbico para mantener en forma tu cerebro. Tener la musculatura fuerte también te ayuda a librarte del Alzheimer. Los expertos creen que la debilidad muscular y la disminución de la
función cognitiva comparten parte de su patología, por lo que
fortalecer los músculos se traduce en una mejora de la función cerebral.

Patricia Boyle, en su investigación en el Centro Médico
de la Universidad Rush de Chicago, descubrió que las personas mayores con los músculos débiles eran más vulnerables al declive cognitivo y al Alzheimer. En las que los tenían más fuertes, el riesgo de enfrentarse a un diagnóstico
de Alzheimer era un 61 por ciento menor respecto a las que
los tenían débiles.

¿Qué zonas musculares son las que mejor pueden predecir
el Alzheimer? Según Boyle, los músculos de la mano, los pec-

torales y los abdominales que controlan la respiración. Ella ya había observado que la disminución de la fuerza de agarre de la mano a un ritmo de 450 g por año durante cinco años, elevaba un 9 por ciento el riesgo de Alzheimer.

Como las personas mayores se vuelven cada vez más frágiles, aumenta su riesgo de desarrollar Alzheimer. Los signos de fragilidad son la pérdida de masa muscular (sarcopenia), menos fuerza en la mano, menos actividad física, agotamiento y adelgazamiento (un descenso de 5 kilos o un 5 por ciento del peso respecto al año anterior).

Afortunadamente, el entrenamiento de fuerza puede ayudar a contrarrestar la pérdida muscular y mejorar la cognición en las personas mayores. Las mujeres entre 65 y 75 años que trabajaron con mancuernas y máquinas de 1 a 2 horas a la semana durante un año obtuvieron mejores resultados en las pruebas de funciones cognitivas específicas, según un estudio realizado por Teresa Liu-Ambrose, de la Universidad de Columbia Británica en Vancouver. Estas mujeres mejoraron de un 10 a un 12 por ciento en la denominada función ejecutiva (la capacidad para planificar y ejecutar tareas, tomar decisiones, resolver conflictos y concentración) respecto a mujeres similares que hacían ejercicios que exigían menos tonificación y equilibrio.

Asimismo, los hombres sedentarios de más de 65 años que hicieron seis meses de entrenamiento de fuerza con equipo específico (*chest press* [máquina para pectorales], *leg press* [máquina para piernas], tracción vertical, encogimiento abdominal [abdominales en *crunch*], *leg curl* [flexión de piernas] y *lower back* [máquina para trabajar la zona lumbar]) mejoraron en las pruebas de cognición tanto si la intensidad de su entrenamiento fue moderada como alta.

¿Qué hacer? No lo dudes: refuerza tus músculos y manténlos fuertes. Camina 30 minutos al día para fortalecer la musculatura de las piernas. Haz entrenamiento de fuerza moderado y otro tipo de ejercicios isométricos, para aumentar el tamaño y la fuerza de ciertos músculos específicos. Los expertos recomiendan de 8 a 10 ejercicios de fuerza (con 8 a 15 repeticiones cada uno) dos o tres veces a la semana. Puedes hacer ejercicios con mancuernas y en las máquinas del gimnasio. Pero también puedes fortalecer tu musculatura en casa con ejercicios sencillos. Una hora un par de veces a la semana en el gimnasio, o sesiones diarias de 10 a 20 minutos en casa pueden cambiar mucho tu vida.

Encontrarás vídeos excelentes con diferentes tipos de ejercicios, incluido «Strength Training at Home», en www.youtube.com; entra el término de búsqueda «Exercise is Medicine», que es una serie de vídeos creada por el Colegio Americano de Medicina Deportiva. Los vídeos también puedes encontrarlos en www.acsm.org.

68

Ve a **caminar por el campo**

**Puede tranquilizar tu mente y mejorar
tu memoria reciente**

Puedes pasar una hora caminando por las calles de la ciudad
con todas sus distracciones, o pasear por un jardín botánico
asimilando la naturaleza. Marc Berman, un neurocientífico
de la Universidad de Michigan, hizo pruebas para comprobar
los efectos de caminar por cada una de estas rutas, en la memoria reciente y en la capacidad de concentración. Según
pruebas anteriores, esperaba que el paseo por la naturaleza
fuera el mejor estímulo para el cerebro. Así fue. De hecho,
llegó a la conclusión de que «estar en contacto con la naturaleza tenía para el cerebro efectos similares que la meditación».

Berman envió a 38 personas a hacer dos paseos de 1 hora:
uno por las ajetreadas calles de Ann Arbor y otro por los Jardines Botánicos Matthaei de la Universidad de Michigan y Ni-
chols Arboretum. Hizo pruebas de memoria a los participantes
antes y después de los paseos. Resultó que caminar por el se-

reno entorno de árboles y plantas restauró la atención e incluso mejoró la memoria reciente hasta un 20 por ciento. Los resultados de las pruebas no variaron tras el paseo por la ciudad. Evidentemente, fue la victoria de la naturaleza sobre el clamor urbano.

Además, los beneficios eran idénticos tanto si las personas caminaban con los 26 °C del verano como si lo hacían con los −4 °C invernales. La gente «no tenía que disfrutar del paseo para obtener los beneficios», señaló Berman.

Explica sus descubrimientos con su teoría psicológica: los estímulos urbanos fatigan las facultades de atención del cerebro; éstas se restauran cuando este último puede relajarse en un entorno natural. Berman también descubrió que ver fotos de paisajes durante diez minutos mejoraba la memoria y la atención.

¿Qué hacer? Caminar por la naturaleza es una buena práctica, ya sean pistas forestales o parques y jardines. No sólo te beneficias de la actividad física que protege a tu cerebro, sino que tienes el beneficio añadido de practicar una relajación similar a la meditación y estimular la memoria reciente (la más vulnerable cuando ataca el Alzheimer). Aunque Berman hizo pruebas con personas jóvenes, cree que los paseos por la naturaleza tendrían un efecto para la memoria más intenso en las personas mayores que ya padecen cierto deterioro.

69

Haz algo **nuevo**

El cerebro se ilumina cuando tienes un pensamiento o una experiencia nuevos

Aprende una palabra nueva, y el hipocampo brillará antes de pasar la información a una transcripción permanente. El cerebro se activa con la novedad, dice Arnold Scheibel, director emérito del Instituto de Investigación del Cerebro de la UCLA. El cerebro está interconectado para estar alerta ante cualquier cosa nueva y exótica, explica. «Es un mecanismo evolutivo de supervivencia que se desarrolló cuando teníamos que estar alerta ante la posibilidad de encontrarnos con otros depredadores.»

La «respuesta de la novedad», como lo llama un psicólogo, puede ayudar al cerebro a sobrevivir a la amenaza del Alzheimer. Tener un pensamiento o experiencia nueva estimula el crecimiento de las dendritas de las neuronas, expandiendo así el volumen del cerebro. Los cerebros de los animales de laboratorio que fueron puestos en libertad para explorar un campo abierto por primera vez, secretaron más acetilcolina, la denominada sustancia de la memoria. Por esta razón, las personas no sólo deben permanecer activas mentalmente, sino que «han de buscar *nuevos* objetivos», dice Scheibel. Buscar lo nuevo mejora la estructura y el funcionamiento del cerebro.

Cualquier actividad mental encaminada a prevenir el Alzheimer ha de ser estimulante, lo que generalmente significa novedad, ratifica Robert S. Wilson, neuropsicólogo del Centro Médico de la Universidad Rush de Chicago. Según él, hacer un crucigrama más con la mente en piloto automático no despierta a las neuronas del cerebro perezosas. Aprender algo nuevo sí.

En una serie de estudios, los investigadores del cerebro de la Universidad Case Western Reserve de Cleveland identificaron las actividades mentales de ocio que mejor pueden contrarrestar el Alzheimer. La primera: actividades de «buscar novedades», seguida de actividades de «intercambio de ideas». Además, las personas menos activas intelectual y físicamente de edades comprendidas entre los 20 y los 50 años tenían un riesgo de hasta 2,5 veces mayor de padecer Alzheimer en la vejez.

¿Adivinas qué actividad de ocio era la que más te acercaba al Alzheimer? Ver la televisión. El hecho más sorprendente: cada hora diaria de televisión que dedicaban las personas en la mitad de la vida (de los 40 a los 49 años) suponía un aumento del 30 por ciento del riesgo de Alzheimer. El destacado investigador Robert Friedland dice que la televisión puede estimular el intelecto, pero no si las personas la ven en un estado de semiinconsciencia. Además, ver pasivamente la televisión sustituye a otras actividades de ocio mentalmente estimulantes.

¿Qué hacer? Cualquier cosa nueva. Las posibilidades son infinitas: aprende una palabra nueva cada día. Haz *patchwork*, toca el piano, baila claqué, pinta, haz rompecabezas, visita lugares de interés. Ve a museos. Aprende un idioma nuevo, otro juego de cartas o de mesa. Apúntate a un club de lectura. Ve a clases para adultos. Aprende Photoshop en tu ordenador. Haz cualquier cosa que no hayas hecho antes. Y cuando domines eso, aprende otra cosa nueva. Busca la novedad en tu vida.

Muchos investigadores creen que años de activar las neuronas del cerebro mediante la novedad y el aprendizaje ayudan a crear una gran defensa contra el declive intelectual y el Alzheimer. Ponle retos a tu mente durante todo el día.

70

Toma suficiente **niacina**

Esta vitamina común puede librarte del Alzheimer

Una modesta y pequeña vitamina B llamada niacina (vitamina B_3) está causando furor en las investigaciones sobre el Alzheimer. Esto es lo que sucedió después de que los investigadores de la Universidad de California en Irvine pusieran una forma de niacina, denominada nicotinamida, que se vende sin receta, en el agua de unos ratones con alteraciones genéticas para desarrollar Alzheimer: que no lo desarrollaron. Sus memorias —reciente y remota— funcionaron con normalidad. Realizaron las pruebas de los laberintos de agua y otras pruebas cognitivas tan bien como los ratones sin los genes del Alzheimer. La nicotinamida incluso estimuló la memoria en los ratones normales. Los que no tomaron niacina desarrollaron una pérdida de memoria similar a la del Alzheimer.

Cuando los investigadores examinaron los cerebros de los ratones alimentados con nicotinamida, vieron por qué no habían tenido problemas de memoria. La niacina había limpiado parte de los depósitos tóxicos de las neuronas que son los que forman los ovillos de tau en el Alzheimer. La vitamina también respaldaba el entramado celular o «autopistas» que transportan la información, permitiendo que las neuronas vivan y previniendo los síntomas.

Las pruebas en las que se usan 1.500 mg de nicotinamida dos veces al día en los pacientes de Alzheimer están en marcha, dice el coautor del estudio Frank LaFerla, catedrático de neurobiología y director del Instituto para el Deterioro de la Memoria y Trastornos Neurológicos de la universidad.

Más buenas noticias sobre la niacina: Martha Clare Morris, del Instituto Rush para el Envejecimiento Saludable de Chicago, dice que comer alimentos ricos en niacina puede frenar el Alzheimer: cuanta más niacina, menos declive cognitivo después de los 65. En el estudio de Morris, las personas que toman más niacina, un promedio de 22,4 mg al día, en comparación con las que toman menos de 12,6 mg, reducen el riesgo de contraer Alzheimer en un 80 por ciento.

¿Qué hacer? Es razonable comer alimentos ricos en niacina, como el atún, en lata o fresco, pechuga de pollo y de pavo, salmón, pez espada, halibut, sardinas, cacahuetes y cereales. Mira las etiquetas. No es difícil encontrar una dosis saludable para el cerebro de más de 22 mg de niacina al día. Los complejos vitamínicos normalmente contienen niacina; por ejemplo, una dosis de Centrum Silver contiene 14 mg de niacina.

¿Tomar nicotinamida sin receta para prevenir el Alzheimer? Es demasiado pronto para recomendarlo, dice LaFerla.

Nos indica que la mejor dosis preventiva todavía no se conoce, pero que posiblemente sea alta y que provoque efectos secundarios como dolor de cabeza, mareo, problemas en el hígado y aumento de glucosa en la sangre. Nos advierte de que si tomamos dosis altas por alguna razón, lo hagamos bajo supervisión médica. Aunque la dosis más alta segura sea de 3.000 mg al día, algunas personas no la toleran bien y pueden tener problemas.

71

Plantéate lo del **parche do nicotina**

Puede evitar que tu pérdida de memoria se convierta en Alzheimer

En algún momento a finales de la mediana edad [hacia los 50 años], algunas personas empiezan a padecer lo que se denomina «deterioro cognitivo leve» (DCL). Esto significa que la memoria empeora y que el cerebro da muestras de signos de deterioro que pueden progresar hacia el Alzheimer. El DCL es un periodo de transición entre la función cognitiva normal y el Alzheimer que puede durar unos diez años. Los científicos están buscando nuevas intervenciones que frenen estos problemas cognitivos para que no avancen hacia la demencia, lo cual sucede en el 10 al 15 por ciento de los casos anuales de DCL.

Ésta es la razón por la que Paul A. Newhouse, director adjunto de investigación en el Centro sobre el Envejecimiento de la Universidad de Vermont, pidió a 74 no fumadores de 55 años o más que padecían DCL moderado que llevaran un parche de nicotina durante un año. Te sorprenderá saber que

la nicotina puede estimular el funcionamiento de la acetilcolina, un neurotransmisor que suele disminuir en el cerebro
de las personas con DCL y Alzheimer. Por lo tanto, ayuda a
mejorar la memoria, el aprendizaje y la concentración. En los
estudios con animales, la nicotina también reducía los niveles
de beta-amiloide tóxico y bloqueaba su capacidad para deteriorar la cognición.

Newhouse sabía que la nicotina parecía una buena apuesta para frenar el declive cognitivo. El problema, por supuesto,
es que cuando se inhala la nicotina fumando un cigarrillo es
adictiva y puede provocar cáncer, demencia vascular y otras
enfermedades. Entonces, ¿por qué no administrar el potencial estimulador de la memoria a través de un parche en la
piel que no cree adicción y que vaya liberando pequeñas dosis
regulares de nicotina? Funcionó.

En el estudio a doble ciego de Newhouse, los que tenían
deterioro cognitivo y llevaron el parche mejoraron sus resultados en las pruebas, incluida la de recordar una lista de palabras, rapidez de la memoria y tiempo de reacción. El impulso
cognitivo fue mayor en los portadores de dos copias del gen
ApoE4, uno de los principales factores de riesgo del Alzheimer.

No había contraindicaciones en el parche de nicotina, dice
Newhouse, y un beneficio extra es que bajaba la presión sanguínea. Está entusiasmado ante el proyecto de que llevar un
parche de nicotina pueda ser «una de las formas de tratar los
primeros signos de la pérdida de memoria».

¿Qué hacer? En primer lugar, qué no hacer: no fumes para
aportar nicotina a tu cerebro. El humo no sólo es peligroso,

sino que los aportes esporádicos de nicotina que obtienes fumando no son duraderos. Pero si estás en las primeras etapas de problemas de memoria relacionados con la edad, puedes probar lo del parche de nicotina para ver si te ayuda. La dosis en cada parche de nicotina transdérmico que utilizó Newhouse en su estudio era la misma que utilizan las personas que quieren dejar de fumar. Esta pequeña dosis de nicotina también estaba exenta de los principales efectos secundarios y no producía dependencia. Coméntaselo a tu médico si estás interesado.

72

Cautela con los AINE

Nadie sabe si ayudan a prevenir el Alzheimer

Los investigadores no se arriesgan a recomendar los AINE (antiinflamatorios no esteroideos) para prevenir el Alzheimer. En teoría, estos medicamentos son atractivos, puesto que reducir la inflamación, que es su función, reduce el deterioro ocasionado por el Alzheimer. Esta posibilidad ha generado gran expectación entre los investigadores. Pero, en realidad, nadie sabe realmente si funcionan.

En la primera gran prueba, los AINE fracasaron estrepitosamente. La Prueba con Antiinflamatorios para la Prevención de la Enfermedad del Alzheimer (ADAPT, siglas en inglés), una prueba controlada con 2.500 estadounidenses de más de 70 años con alto riesgo de desarrollar Alzheimer, no dio ningún resultado positivo de que dos AINES —celecoxib (Celebrex) y naproxeno (Aleve)— previnieran el Alzheimer tras dos años de uso. El estudio acabó suspendiéndose. Sin embargo, los datos de seguimiento parecen indicar que la protección sí se produjo al cabo de unos pocos años más. Un análisis publicado en el mes de octubre de 2009 decía que el naproxeno redujo los casos nuevos de Alzheimer en nada menos que dos tercios. Esto significa que dos años de tomar antiinflamatorios tuvieron un efecto preventivo sobre los cerebros de las personas mayores varios años después. Los expertos que no estaban relacionados con el estudio dicen que, de ser cierto, sería una gran noticia, pero por el momento todavía no hay nada seguro. Los estudios siguen en marcha.

Luego tenemos el Ibuprofeno, comercializado también como Advil y Motrin, que en varios estudios parece que promete. Los investigadores de la Universidad de Boston que analizaron informes médicos de casi 250.000 pacientes del Departamento de Veteranos, llegaron a la conclusión de que tomar ibuprofeno durante más de cuatro años reducía un 44 por ciento el riesgo de desarrollar Alzheimer. Tomar cualquier tipo de AINE, incluido el ibuprofeno, durante más de cuatro años reducía el riesgo un 10 por ciento, mientras que tomarlos menos de un año no tenía ningún efecto.

Los investigadores creen que el ibuprofeno puede ser superior a otros AINE para prevenir el Alzheimer, porque no es sólo un antiinflamatorio. Los estudios demuestran que también reduce los beta-amiloides, la sustancia pegajosa que se adhiere a las neuronas del cerebro y que provoca el Alzheimer.

¿Y qué pasa con la aspirina en dosis bajas? Puede ayudar, según un estudio alemán, pero debido a sus propiedades anticoagulantes, no a sus propiedades antiinflamatorias. Pero, de nuevo, puede que tampoco haga nada, dijeron los investigadores británicos, que no observaron ningún beneficio antialzheimer después de que personas de más de 50 años la tomaran durante cinco años.

Por otra parte, un estudio reciente de la Universidad de Washington parece indicar que varios AINE pueden incrementar hasta un 30 por ciento el riesgo de padecer Alzheimer. «Es difícil de explicar», dice un investigador, que piensa que los AINE pueden ser favorables para prevenir el Alzheimer en algunas personas, especialmente en las portadoras del gen ApoE4. «Pero todavía no lo sabemos», añade.

¿Qué hacer? Si tomas aspirina por razones cardiovasculares, sigue las instrucciones de tu médico y ten la esperanza de que también te ayude a prevenir los accidentes cerebrovasculares y la demencia. Los expertos no recomiendan tomar AINE, incluidas la aspirina y el ibuprofeno, específicamente para prevenir el Alzheimer. Todavía no hay pruebas fidedignas, y los riesgos, especialmente de hemorragias intestinales, podrían ser peores que los beneficios.

73

Pasión por las nueces

Una dosis diaria de almendras o nueces puede prevenir el Alzheimer

Los frutos secos comparten algunas de las propiedades antioxidantes de las frutas y las verduras para proteger el cerebro de la pérdida de memoria y del Alzheimer. James Joseph, de la Universidad Tufts, que descubrió que los arándanos invertían la pérdida de memoria en las ratas viejas, ha bautizado a las nueces como los «arándanos con cáscara». Las ratas alimentadas con nueces también se volvieron más «jóvenes e inteligentes». En las personas, unos 30 g al día (de 7 a 9 nueces) pueden ayudar a retrasar el inicio del Alzheimer y otras demencias, según el investigador.

Las nueces frenan el daño oxidativo de las neuronas del cerebro, una conocida causa de muerte neuronal que conduce al Alzheimer; combaten la inflamación, e incluso estimulan el nacimiento de nuevas neuronas y aumentan el poder de comunicación de las viejas. Las nueces, al igual que los arándanos, rejuvenecen la estructura de las neuronas del cerebro, y permiten a las ratas viejas realizar hazañas de memoria y de aprendizaje tan bien como las jóvenes.

Además, las investigaciones en tubos de ensayo realizadas en el Baldwin-Wallace College de Berea, Ohio, demostraron que un extracto de nuez impedía la agregación (aglomeración) de beta-amiloide, el primer paso hacia el Alzheimer, y que incluso rompía los depósitos preformados de la toxina que ya había empezado el proceso de destruir las neuronas del cerebro.

Las almendras también son una buena apuesta para salvarte del Alzheimer. Los ratones con placas parecidas a las del Alzheimer, al ser alimentados con el equivalente humano de un puñado de almendras al día, obtuvieron mejores resultados en las pruebas de memoria y aprendizaje que los ratones alimentados con el pienso habitual, según una investigación realizada por Neelima Chauhan, de la Universidad de Illinois, Chicago.

Además, se redujo la cantidad de beta-amiloide en el cerebro de los roedores que comieron almendras. Chauhan explica que las almendras tienen una actividad similar a la de los medicamentos contra el Alzheimer, denominados inhibidores de la colinesterasa (por ejemplo, Aricept), que aumenta los niveles del neurotransmisor acetilcolina. Eso no significa que comer almendras pueda tratar o curar el Alzheimer, pero puede ayudar a prevenir el avance de la enfermedad, según ella.

Puesto que la mayoría de los frutos secos tienen nutrientes y antioxidantes similares, es probable que muchas variedades tengan una actividad antialzheimer, aunque todavía no se ha probado. De todos es sabido que los frutos secos en general, y concretamente las almendras y las nueces, son buenas para el corazón y el sistema cardiovascular. Las nueces, por ejemplo, ayudan a bajar el colesterol y la glucosa en la sangre, mejoran la circulación sanguínea y previenen la diabetes, según un estudio reciente de la Universidad de Yale.

¿Qué hacer? Come un puñado de almendras o nueces cada día. No necesitas más, según los investigadores, de lo contrario pueden hacerte engordar. De hecho, los estudios muestran que los frutos secos llenan y ayudan a controlar el apetito.

Es mejor comerse las almendras con la piel, pues ésta contiene la mayor parte de los antioxidantes. No dudes en comer otro tipo de frutos secos, la mayoría son muy ricos en antioxidantes. Las nueces pecanas son las primeras de la lista en cuanto a riqueza de antioxidantes, seguidas de las nueces, avellanas, pistachos, almendras, cacahuetes (técnicamente una legumbre), anacardos, nueces de macadamia y nueces de Brasil.

74

Cuidado con la **obesidad** en la madurez

El exceso de peso encoge el cerebro y prepara el camino hacia la demencia

Por desgracia, al cerebro sí le importa si estás gordo. Los investigadores de la UCLA y de la Universidad de Pittsburgh tienen imágenes que lo demuestran. Hicieron escáneres a personas de 70 años que no padecían deterioro cognitivo. Sin embargo, las personas con sobrepeso y obesas padecían una «grave degeneración cerebral» debida a la retracción del cerebro, dice Paul Thompson, catedrático de neurología de la UCLA. Un cerebro que ha reducido su tamaño es más vulnerable al declive cognitivo.

Concretamente, las personas obesas tenían un 8 por ciento menos de tejido cerebral, y las personas con sobrepeso un 4 por ciento menos que las personas con peso normal. «Eso supone una gran pérdida de tejido —dice Thompson—, lo que a su vez supone un riesgo mucho mayor de padecer Alzheimer y otras enfermedades que atacan al cerebro». (Se considera obesidad cuando el IMC —índice de masa corporal— es mayor de 30; sobrepeso, cuando está entre 25 y 30; y normal, cuando se encuentra entre 18,5 y 25.)

Además, la retracción del cerebro se produjo en las zonas predilectas del Alzheimer: lóbulos frontales y temporales, esenciales para la planificación y la memoria; la circunvolución anterior del cíngulo, encargada de la atención y de las funciones ejecutivas; en el hipocampo, lugar de la memoria remota, y en los ganglios basales, que controlan el movimiento.

Esto es lo que resumió Thompson: «Los cerebros de las personas obesas parecían dieciséis años mayores, y los de las personas con sobrepeso, ocho años mayores, que los de las personas con peso normal».

No se sabe por qué engordar reduce la masa cerebral, pero parece que existe esta tendencia con el paso de los años. Esto apoya otras pruebas de que tener sobrepeso y obesidad en la mediana edad te prepara para la demencia en la vejez. Rachel A. Whitmer, de la División de Investigación de Kaiser Permanente en Oakland, California, una autoridad en esta materia, ha demostrado que si estás obeso entre los 40 y los 45 años, tienes tres veces más riesgo de desarrollar Alzheimer y cinco veces más de padecer una demencia vascular entre los 70 y los 89 años, que alguien que ha mantenido un peso normal durante esa edad. El mejor momento para perder los kilos de más, especialmente la grasa del abdomen, y prevenir la posterior pérdida cognitiva es durante la mitad de la vida.

¿Qué hacer? Cuando veas que vas aumentando de peso, ataja pronto el problema, mientras aun eres joven o estás en la mediana edad. Probablemente, ése es el momento en que será más significativo. Por el contrario, estar gordo cuando ya se es viejo (después de los 70 o 75) no aumenta el riesgo de Alzheimer; algunos investigadores lo apodan «la paradoja de la obesidad». Sin embargo, no descuides hacer ejercicio si tienes sobrepeso a edad avanzada. Hacer ejercicio es mágico para estimular una mejor función cognitiva, y posiblemente retrasa el inicio del Alzheimer a cualquier edad, especialmente si eres obeso o tienes sobrepeso. (Véase también «Controla tu cintura», pág. 318.)

75

Busca ayuda para la
apnea obstructiva del sueño

**Puede provocar daños en el cerebro
y pérdida de memoria**

Casi 20 millones de estadounidenses padecen un trastorno del sueño en el que jadean para tomar aire, y tienen ataques de ronquidos muy ruidosos, a veces hasta cientos de veces cada noche. Esto sucede cuando los músculos de la boca y de la garganta se relajan, entonces la lengua se retira hacia atrás en dirección a la garganta, bloqueando la tráquea y cortando el oxígeno. Esto se denomina «apnea obstructiva del sueño»; la mayoría lo consideran un inconveniente leve y no se preocupan mucho de él.

No obstante, puede tener graves consecuencias para nuestro cerebro, según han comprobado los investigadores de la UCLA. Mediante las imágenes captadas por resonancia magnética han detectado una pérdida del tejido cerebral en los pacientes con apnea similar a la de los enfermos de Alzheimer. De hecho, una zona específica del cerebro relacionada con la memoria era un 20 por ciento más pequeña de lo normal en las personas con apnea. Ronald Harper, catedrático de neurobiología de la Facultad de Medicina David Geffen de la UCLA, llegó a la conclusión de que es «una pérdida celular importante» que demuestra que los pacientes han sufrido durante mucho tiempo «graves lesiones cerebrales que afectan a la memoria y al pensamiento».

Harper tiene la teoría de que la falta de oxígeno es la responsable de la pérdida neuronal. Explica que durante un episodio de apnea, los vasos del cerebro se estrechan, provocando una falta de oxígeno en las neuronas y la muerte. Asimismo, este proceso genera inflamación, que todavía deteriora más el tejido del cerebro.

Los investigadores no afirman que la apnea del sueño provoque Alzheimer, sino más bien que al parecer empeora el declive cognitivo. Entre un 70 y un 80 por ciento de los pacientes de Alzheimer tienen apnea del sueño, dicen los investigadores de la Universidad de California en San Diego. De hecho, un equipo dirigido por Sonia Ancoli-Israel, catedrática de psiquiatría, descubrió que tratar la apnea del sueño en los pacientes de Alzheimer utilizando la «Presión Positiva Continua», o PPC, hacía que obtuvieran mejores resultados en sus pruebas cognitivas.

¿Qué hacer? Si crees que tienes apnea del sueño, busca el diagnóstico médico, preferiblemente en una clínica del sueño, y sigue un tratamiento. Harper, de la UCLA, dice que cuanto antes se diagnostique y se trate, mejor se puede frenar el deterioro cerebral y la potencial pérdida de la memoria. Los pacientes con apnea del sueño sin demencia también experimentaron mejoras cognitivas gracias al tratamiento de PPC, que implica llevar un aparato en la boca o en la nariz para lograr un aporte constante de aire presurizado mientras se duerme.

76

A por el **aceite de oliva**

Su ingrediente secreto bloquea el proceso del Alzheimer

Los italianos se vuelven locos por el aceite de oliva. Es el secreto de casi todas las cosas buenas: un corazón sano, huesos fuertes, presión sanguínea baja, buen nivel de colesterol y de coagulación, y un cerebro más fuerte y resistente al declive cognitivo y al Alzheimer cuando envejecemos. Infinidad de italianos son prueba de ello y los estudios lo ratifican.

Por ejemplo: entre un grupo de 278 personas mayores del sur de Italia, el riesgo de padecer problemas de memoria y de función cognitiva era un tercio menor en los que tomaban más aceite de oliva. Consumían unas tres cucharadas diarias de aceite de oliva del llamado virgen extra.* Según los investiga-

---

* El aceite de oliva virgen extra se obtiene exclusivamente por primera presión en frío, sin utilizar altas temperaturas ni sustancias químicas que lo desnaturalizarían. España es el primer productor mundial de aceite de oliva virgen. *(N. de la T.)*

dores, funcionó porque el aceite de oliva ayuda a mantener la «integridad estructural de las membranas neuronales» y contiene antioxidantes que rechazan los ataques de los radicales libres que pueden deteriorar y destruir las neuronas del cerebro.

Pero ahora la ciencia ha descubierto otra poderosa arma en el aceite de oliva virgen extra: un compuesto llamado oleocantal, que elimina el inicio del Alzheimer desde el primer día. Según los investigadores del Centro del Alzheimer y Neurología Cognitiva de la Universidad Northwestern y del Centro de los Sentidos Químicos Monell de Filadelfia, el oleocantal ayuda a prevenir que las pequeñas gotas tóxicas de beta-amiloide, conocidas como oligómeros, se adhieran a las sinapsis de las neuronas y activen su poder destructivo, que conduce a la muerte celular y finalmente al Alzheimer. Incluso parece que pequeñas cantidades de oleocantal pueden contrarrestar el proceso del Alzheimer en los estudios realizados en tubos de ensayo. Además, este componente del aceite de oliva tiene propiedades antiinflamatorias que ayudan a contrarrestar el deterioro ocasionado por la enfermedad.

En un amplio grupo mixto de franceses mayores que también siguen la dieta mediterránea, los que consumían más aceite de oliva tenían menor riesgo de padecer problemas cognitivos. Comparados con los que no lo consumían, los que usaban aceite de oliva en aliños y para cocinar tenían un 17 por ciento menos de riesgo de padecer pérdida de memoria y de fluidez verbal en los siguientes cuatro años.

¿Qué hacer? El aceite de oliva virgen extra ha de ser el número uno en tu cocina. El aceite de oliva, que es una grasa altamente monoinsaturada, es parte de lo que hace a la dieta mediterránea tan apropiada para el cerebro cuando envejece. No hay una cantidad fija de aceite de oliva que tengas que consumir. Simplemente sustituye otros aceites de los que usas para cocinar y para ensaladas por el de oliva; especialmente suprime los inflamatorios aceites de maíz y de soja. Otros aceites que también puedes usar de vez en cuando son el de colza, almendras, nueces, aguacates y de nueces de macadamia. Sin embargo, utilizar *sólo* aceite de oliva, preferentemente el virgen extra, implica que tendrás que ir con cuidado con las dosis, y por lo tanto, que nunca te equivocarás.

77

Cuidado con las **grasas omega-6**

**Son una fuente incesante de inflamación
y muerte de las neuronas del cerebro**

Una de las mejores formas de destruir tu cerebro —y también tu corazón y todo tu sistema cardiovascular— es pasarte con el ácido graso omega-6, que suele encontrarse en el aceite de maíz, de soja, en los aliños de ensaladas y en la margarina.

Por desgracia, la dieta occidental está saturada de ácidos grasos omega-6. Tomamos unas cinco veces más de lo que deberíamos para un funcionamiento óptimo del cerebro. La mayoría de los ácidos grasos omega-6 se encuentran en los alimentos muy procesados y en las llamadas comidas rápidas (*fast foods*), lo que contribuye a su reputación de comida basura (*junk food*). Básicamente, los ácidos grasos omega-6 estimulan los procesos de acumulación de basura destructiva, como las proteínas beta-amiloides, en las neuronas del cerebro.

El mayor perjuicio de los ácidos grasos omega-6 es que liberan agentes incendiarios denominados prostaglandinas y ácido araquidónico, que extienden la inflamación por el cerebro, lo que termina en una masacre de las neuronas. Algunos científicos consideran a estos agentes inflamatorios neurotoxinas.

Hay muchas pruebas que responsabilizan a los ácidos grasos omega-6 de la degeneración cerebral. En un gran estudio realizado en Holanda se descubrió que en los hombres mayores que tomaban más ácidos grasos omega-6, principalmente en la margarina, en las grasas para cocinar y en salsas, el riesgo de deterioro cognitivo era un 75 por ciento superior al de los que comían menos. En un grupo mixto de Francia compuesto por 8.000 personas, los que consumían habitualmente aceites ricos en omega-6 tenían el doble de riesgo de desarrollar demencia, especialmente cuando no compensaban la sobrecarga de omega-6 con los omega-3 del pescado.

Es importante saber que muchos ácidos grasos omega-6 pueden acabar con la protección que proporcionan los omega-3 del pescado al cerebro. Los estudios con animales demuestran que, aunque alimentes tu cerebro con aceite de pescado, si tomas muchos omega-6 acabas con la protección contra la demencia y la pérdida de memoria que ofrece el primero. Sólo reduciendo la dosis de omega-6, con su facultad de prenderle fuego al cerebro, puedes evitar con éxito la destrucción neuronal y la demencia.

¿Qué hacer? Frena la inflamación del cerebro reduciendo el consumo de los aceites que están saturados de omega-6, como el de maíz y de soja, y los habituales de cártamo y de girasol (ricos en ácido oleico, tal como dice la etiqueta, lo que es positivo). Puesto que los omega-6 no están detallados en las etiquetas, lo más seguro es usar aceite de oliva virgen extra.

Además, compensa con omega-3 el omega-6 nocivo. Un experto, basándose en el actual consumo de omega-3 y omega-6, dice que media cucharada de aceites de soja o de maíz contiene la cantidad máxima del peligroso ácido graso omega-6 que deberías consumir al día.

78

Conoce tus **placas y ovillos**

Beta-amiloide y tau son los gemelos de la destrucción

Para confirmar la presencia de Alzheimer los especialistas buscan dos signos inequívocos en el cerebro: las «placas» de una pequeña proteína denominada beta-amiloide, y los «ovillos neurofibrilares» de una proteína llamada tau. Se acumulan porque las neuronas del cerebro producen demasiadas y desechan muy pocas. Con el tiempo, las dos toxinas deterioran la estructura del cerebro, estropean las transmisiones, provocan la muerte neuronal y hacen que se reduzca la sustancia gris del cerebro. Cesan las comunicaciones, la memoria se congela y aparece la demencia. Estas placas y ovillos, que ahora se pueden detectar cuando la persona todavía está viva mediante la sofisticada tecnología de los escáneres PET o TAC, empiezan a formarse una década o más antes de la aparición de los síntomas de Alzheimer. El beta-amiloide y la tau juntos son la rúbrica inconfundible del Alzheimer.

Ésta es la principal teoría de la causa subyacente del Alzheimer. La mayor parte de las investigaciones se centran en definir y derrotar a estos dos malvados, en un intento de frenar las primeras etapas de la enfermedad que pueden conducir a la demencia. Aunque algunos investigadores discuten su importancia, el beta-amiloide y la tau ocupan actualmente el papel estelar como los gemelos de la destrucción, y son los objetivos que hay que atacar para prevenir el Alzheimer.

¿Cómo provoca el daño el beta-amiloide? Cuando las sinapsis (los espacios infinitesimales entre las neuronas) «disparan» [señales eléctricas y químicas] para transmitir los mensajes entre las neuronas, liberan esta proteína. Cada día, los cerebros de las personas producen y eliminan beta-amiloide, y sus niveles fluctúan constantemente; esto es lo normal. El problema viene cuando por razones genéticas o de otra índole, el cerebro acumula demasiados. Un exceso de beta-amiloides forma peligrosos grumos flotantes que se denominan oligómeros, que pueden transformarse en placas anormales, dejando sinapsis silenciosas y neuronas moribundas a su paso. Los últimos descubrimientos parecen indicar que los oligómeros son los verdaderos culpables de la enfermedad, más que las placas.

Los ovillos de tau son otra de las causas del Alzheimer y otras demencias que se han descubierto más recientemente. Cuando es normal, la tau favorece el sendero de la transmisión de señales a lo largo de los axones y dendritas (las protusiones fibrosas que conectan las redes de miles de millones de neuronas entre ellas). En algunos cerebros, los cambios debidos al envejecimiento hacen que la tau se transforme, se vuelva tóxica y se acumule de manera anormal. Por consiguiente, los mensajes no llegan a su destino, provocando «descarrilamientos» en el cerebro que se convierten en vertederos tóxicos, luego se generan los montones de basura más grandes conocidos como ovillos neurofibrilares. El tráfico normal de los neurotransmisores no puede cruzar los controles de carretera; se corta la comunicación, y las neuronas con distrés acaban muriendo.

¿Qué hacer? Céntrate en las formas conocidas para acabar con estas toxinas tóxicas para el cerebro y evitar su formación. Duerme lo suficiente; la falta de sueño aumenta los niveles de beta-amiloide. Controla la glucosa en la sangre, baja la insulina, adelgaza y trata tu diabetes; todo esto puede bajar el beta-amiloide. El aceite de pescado DHA, la cafeína, la canela, la curcumina (de la especia cúrcuma), los arándanos, las moras, los arándanos rojos, la grosella negra, las fresas, las ciruelas pasas y las uvas pueden reducir el beta-amiloide en los cerebros de los animales y en los cultivos de células.

Manténte informado de los últimos descubrimientos sobre cómo reducir, eliminar o desintoxicar el beta-amiloide y la tau, y retrasar así la destrucción de las neuronas del cerebro.

79

Ten un **propósito definido** en la vida

Tener una orientación y algo que te llene te ayuda a librarte del Alzheimer

¿Estás de acuerdo o no con estas afirmaciones?

«Me siento bien cuando pienso en lo que he hecho en el pasado y con lo que tengo planificado para el futuro.»

«Tengo un objetivo claro en la vida.»

«Me gusta hacer planes para el futuro y trabajar para convertirlos en realidad.»

«Algunas personas van sin rumbo por la vida, pero yo no soy una de ellas.»

Si estás totalmente de acuerdo con esto, es casi seguro que tienes un «gran propósito en tu vida», lo que significa que tienes 2,5 veces más probabilidades de librarte del Alzheimer que las personas que tienen una visión más funesta de la vida y menos sentido de realización personal. Ésta es la conclusión de un estudio donde se pidió a 951 personas —de unos 80 años de media, principalmente mujeres— que respondieran a diez preguntas en un test psicológico donde se calculaba si tenían un propósito claro en su vida. Al principio también les hicieron pruebas cognitivas; nadie tenía demencia.

Los investigadores del Centro Médico de la Universidad Rush y del Centro Rush para la Enfermedad de Alzheimer de Chicago hicieron un seguimiento a los participantes durante unos cuatro años. El 16 por ciento desarrolló Alzheimer. El 10 por ciento que estaba al principio de la lista de la escala de propósito claro en la vida, fue el que más se libró. El 10 por ciento del final, con objetivos poco definidos y menos grado de realización personal, era el que padecía un declive cognitivo más rápido y al que se le diagnosticó Alzheimer.

La idea de tener un propósito perfectamente definido en la vida cuenta con una larga historia en la psicología, y según los investigadores significa «una tendencia a encontrar sentido a las experiencias de la vida y a poseer el sentido de intencionalidad y de conseguir una meta que guía la conducta». Esto conduce a un sentido muy personal de bienestar. No tiene nada que ver con el aspecto económico, el trabajo y el éxito social. Una persona que hace tartas de carne en una charcutería puede tener un propósito tan definido como el director ejecutivo de una gran compañía.

¿Cómo se traduce tener un propósito claro en la vida en una protección para frenar la destrucción masiva de las neuronas del cerebro conocida como Alzheimer? Curiosamente, puede que exista una conexión biológica. Unas investigaciones realizadas en la Universidad de Wisconsin, Madison, muestran que las personas con una calificación alta en «tener un objetivo definido en la vida» muestran niveles más bajos de agentes inflamatorios y de estrés, más alto el colesterol bueno HDL, y una proporción inferior de cintura-cadera. Todo ello se sabe que son factores que reducen el riesgo de Alzheimer. Los investigadores de la Universidad Rush también descubrieron que los que tenían un propósito claro en la vida vivían más y envejecían mejor.

¿Qué hacer? Puesto que tener un propósito definido en la vida no es un rasgo fijo de la personalidad, hasta las cosas más pequeñas que haces pueden hacerte revivir, según Aron S. Buchman, investigador de la Universidad Rush. Principalmente, te implican de un modo que te das cuenta que han cambiado algo en tu vida. El voluntariado es una gran forma de potenciar tu finalidad en la vida, según demuestran los estudios. Lo mismo sucede con un trabajo a tiempo parcial, si ya estás jubilado. Sal e involúcrate en las organizaciones cívicas y proyectos que te ayudan a sentirte útil y necesario.

«Ser útil a los demás hace que sientas que te necesitan y que te valoran», dicen los investigadores. Vuélvete activo socialmente y mantén esa actividad, sé activo social, física y mentalmente. Haz planes y márcate metas, y hazlas realidad. Por ejemplo, crea tu propio plan de acción para evitar el Alzheimer. (Véase «En resumen: Tu plan contra el Alzheimer», pág. 327.)

80

Duerme bien por la noche

La falta de sueño es tóxica para las neuronas del cerebro

Dormir tiene poderes increíbles para proteger el cerebro contra la pérdida de memoria y el Alzheimer. De hecho, escatimar el sueño puede provocar un deterioro en el cerebro parecido al Alzheimer. Este alucinante descubrimiento procede de una investigación reciente realizada en el Centro Médico de la Universidad de Washington en San Luís.

Mantener bajos los niveles de esta toxina durmiendo lo suficiente en la mitad de la vida puede ayudar a prevenir los síntomas de Alzheimer años después, cree David Holtzman, director de neurología de la Universidad de Washington. A fin de comprender los efectos del sueño en el beta-amiloide, utilizó ratones con tendencia genética al Alzheimer para una serie de pruebas de sueño. Los resultados fueron extraordinarios. Cuando los ratones dormían normalmente, sus niveles de beta-amiloide tóxico descendían casi un 25 por ciento. Cuando estaban despiertos, el beta-amiloide aumentaba.

Es especialmente alarmante para los millones de estadounidenses faltos de sueño lo que les sucedió a los ratones de Holtzman cuando fueron obligados a permanecer despiertos durante largos periodos. Los depósitos de beta-amiloide se dispararon en los cerebros de los ratones a los que mantenían despiertos veinte horas al día tocándolos y mojándolos. Además, Holtzman dice que se quedó atónito ante el brutal aumento de las placas de beta-amiloide en los cerebros de los ratones faltos de sueño, respecto a los que se les permitió dormir sin interrupción. No cabe duda, la falta de sueño aceleraba la patología del Alzheimer.

¿Les sucede lo mismo a los humanos? Sí, dice Holtzman, los niveles de beta-amiloide en el fluido cerebroespinal bajan cuando dormimos y aumentan cuando estamos despiertos. Según él, es razonable pensar que la exposición crónica a un nivel de beta-amiloide anormalmente alto producido por la falta de sueño supone un desgaste similar en las neuronas humanas.

Además, las investigaciones de la Facultad de Medicina de la Universidad de Wake Forest revelan que dormir una media de cinco horas o menos está relacionado con un gran aumento de la peligrosa grasa visceral o abdominal, que puede conducir a la obesidad, a la resistencia a la insulina y a la diabetes, y todo ello aumenta el riesgo de demencia. De hecho, una noche sin dormir (cuatro horas en lugar de las ocho habituales) inducían a la resistencia a la insulina en personas normales y saludables, según un estudio holandés reciente.

¿Qué hacer? No consideres el sueño un inconveniente, sino una forma legítima de contraatacar a algunos de los peores enemigos del cerebro. Haz la siesta. Trata tus trastornos del sueño, incluidas la apnea del sueño y el insomnio. Busca clínicas del sueño en tu barrio. No pasa nada si de vez en cuando pierdes un poco de tu zzzzzz. Pero la falta crónica de sueño (menos de la media de 6 a 8 horas diarias para la mayoría de los adultos) puede tener consecuencias más graves a largo plazo de lo que jamás hubieras podido imaginar. Duérmete pensando en esto.

81

Olvídate del **tabaco**

Fumar puede robarte años de buena memoria

Que no te sorprenda que la calina del humo del tabaco en torno a tu cabeza enturbie tu memoria… o algo peor. Fumar casi duplica el riesgo de desarrollar Alzheimer, según los últimos análisis de 43 estudios realizados por los investigadores de la Universidad de California en San Francisco.

En general, cuanto más fumes, antes observarás que padeces deterioro cognitivo leve o incluso Alzheimer. Los investigadores de la UCLA han descubierto que fumar más de un paquete al día te acerca dos o tres años al Alzheimer. Si has fumado y bebido mucho y tienes riesgo genético (eres portador del gen ApoE4), puedes esperar enfrentarte al Alzheimer unos *diez años antes* que las personas que no tienen ninguno de estos riesgos.

Los fumadores pasivos también pueden perder la memoria. Según los investigadores británicos, inhalar el humo de los cigarrillos ajenos aumenta un 44 por ciento la probabilidad de padecer problemas de memoria, comparado con aquellos que evitan la exposición al humo.

Es comprensible: el humo satura el cerebro con radicales libres, que según las investigaciones, atacan directamente al córtex cerebral. El humo también favorece la inflamación, otro de los culpables de la neurodegeneración. Y no te olvides: fumar puede producir accidentes cerebrovasculares.

Entonces, ¿qué hay de la extendida creencia de que fumar puede prevenir el Alzheimer? Lo cierto es que hay muy pocos estudios que lo hayan demostrado. Pero cuando la investigadora Janine Caltado, de la Universidad de California en San Francisco, examinó más detenidamente los datos, descubrió que *sólo* los estudios realizados por investigadores vinculados a la industria del tabaco encontraban beneficios antialzheimer en el tabaco. Los estudios en los que no había ningún vínculo con la industria tabacalera revelaron que fumar duplicaba el riesgo de desarrollar Alzheimer.

¿Qué hacer? Haz todo lo posible para quitarte la adicción. Cuanto antes dejes de bañarte en nubes de humo, más posibilidades tienes de frenar el deterioro de la memoria, y posiblemente el Alzheimer, así como el cáncer, las enfermedades cardiovasculares y los accidentes cerebrovasculares.

Pero sí puede haber algo de cierto en la idea de que la nicotina por sí sola, sin el riesgo del humo, puede tener efectos para prevenir el Alzheimer. Los investigadores están investigando sus posibles beneficios utilizando parches en la piel para aportar nicotina al cerebro, a la vez que se elimina el riesgo del humo. (Véase «Plantéate lo del parche de nicotina», pág. 239.)

82

Ten un círculo **social amplio**

Tener muchos amigos y familiares puede evitar
una patología del cerebro

Imaginemos que observamos el tejido del cerebro de dos mujeres en el microscopio. Una murió a los 80 y la otra a los
90. Ambas con graves patologías cerebrales (una mezcla de
las llamadas «placas y ovillos» que confirmaron un diagnóstico de Alzheimer). Sin embargo, en vida una actuó como
una persona con Alzheimer, mientras que el funcionamiento mental de la otra era tan normal que cuando los médicos
examinaron su deteriorado cerebro apenas podían creerlo.

La mujer intelectualmente intacta tenía un extenso círculo
de familiares y amigos, explicaron los investigadores del Centro Médico de la Universidad Rush de Chicago. Su extensa red
social le había proporcionado una fuerte «reserva cognitiva»
que le permitió soportar el terrible deterioro de su cerebro. Por
increíble que parezca, los contactos sociales estrechos ayudan a
crear un cerebro que parece no percatarse del todo de la acumulación de la destrucción. «La patología avanza a su propio ritmo,

pero no pierdes la memoria», dice David Bennett, investigador jefe del Alzheimer de la Universidad Rush.

De hecho, la nonagenaria cuyo cerebro no sabía que tenía Alzheimer tenía una red social diez veces superior a la de la mujer más joven que padecía la enfermedad. A pesar de la similar gravedad de las placas y ovillos del cerebro, la mujer más activa socialmente había obtenido resultados mucho mejores en las pruebas de función cognitiva que la mujer más aislada socialmente.

Lo que todavía es más enigmático es que cuanto peor es la degeneración física del cerebro, más se beneficia el intelecto y la memoria de relacionarse con un amplio círculo de amistades y familiares.

Es un misterio cómo un cerebro evidentemente engañado puede obrar este milagro de hacer que parezcas mentalmente normal por el mero hecho de tener mucha gente a tu alrededor. La mejor respuesta que han podido hallar los investigadores, dice Bennett, es que tener vida social aumenta la eficacia del cerebro, haciendo que busque nuevas vías alternativas de comunicación para sortear los depósitos de basura neuronal y las conexiones rotas que deja el Alzheimer a su paso por el cerebro. Cuanto más fuerte es la reserva del cerebro que construyes a lo largo de la vida, más probable es que evites los síntomas del Alzheimer. (Véase «Construye una «Reserva Cognitiva»», pág. 99.)

¿Qué hacer? Ir a ver a viejos amigos y familiares a menudo, no me refiero sólo a tu pareja y a tus hijos, sino a los nietos, sobrinos, sobrinas, tíos, tías, primos, cuñados: a cualquiera con quien sientas alguna afinidad o con quien puedas hablar amigablemente. Amplía tu red social; haz nuevas amistades. Lo que importa es el contacto regular: sentir que más bien estás conectado, que aislado y solo.

83

No te olvides de las **espinacas**

Las verduras de hoja verde y las crucíferas retrasan e invierten la pérdida de memoria

Comer toda clase de verduras hace maravillas para conservar tu memoria cuando envejeces. Ser un amante de las verduras redujo un 40 por ciento el índice de declive cognitivo en un extenso grupo de estadounidenses mayores que participaron en un estudio de la Universidad Rush de Chicago. Eso significa, dice Martha Clare Morris, la autora de dicho estudio, que 2,8 raciones de verduras al día, respecto a menos de 1 al día, puede darle una ventaja de cinco años a tu edad cognitiva.

En un estudio de la Universidad de Harvard sobre más de 13.000 mujeres, las que más verduras comieron presentaron un declive cognitivo más lento a medida que envejecieron, que las que comieron menos verdura. La mayor protección procedió de las verduras de hoja verde, como las espinacas y la lechuga, y de las crucíferas, como el bróquil, las coles de Bruselas, las acelgas, la coliflor y la col.

El neurocientífico James Joseph, de la Universidad Tufts, se convenció del poder de las espinacas tras presenciar sus extraordinarios efectos en el cerebro de los animales de laboratorio. Empezó a alimentar con espinacas a las ratas desde una etapa temprana en su vida (una edad equivalente a los veinte años humanos). No había dudas: en comparación con las que no comieron espinacas, las ratas que fueron alimentadas con esta verdura tenían una memoria remota superior, mejor capacidad de aprendizaje y mucho menos deterioro cerebral en la mediana edad y en la vejez. Las espinacas habían evitado la temida pérdida cognitiva asociada a la edad.

Luego, Joseph empezó a alimentar a las ratas con espinacas sólo cuando se hicieron mayores. Ya padecían problemas de memoria y deficiencias en el cerebro relacionados con la edad. Cabe destacar que las espinacas rejuvenecieron su memoria y capacidad de aprendizaje como si hubieran regresado a la «mediana edad» y se invirtieron sus deficiencias en el cerebro. Joseph quedó maravillado: las espinacas habían «arreglado» sus cerebros envejecidos, invirtiendo meses de envejecimiento.

¿Cuántas espinacas? El equivalente a un bol grande de espinacas frescas al día. (Los arándanos y las fresas tenían beneficios similares; véase «Toma frutos del bosque todos los días», pág. 60.)

Los investigadores atribuyen estos efectos de impedir y reparar el deterioro de las neuronas del cerebro a las altas concentraciones de antioxidantes en las verduras y frutas de colores fuertes. Los estudios en tubos de ensayo de la Universidad Cornell, por ejemplo, demostraron que la col lombarda era más eficaz que la blanca para reducir la toxicidad del beta-amiloide en las neuronas del cerebro, signo inconfundible de Alzheimer.

¿Qué hacer? Come verdura —especialmente las de color verde fuerte, amarillo y rojo— con pasión. (Las patatas no cuentan.) Al menos tres raciones al día —mejor aún, si pueden ser de cinco a nueve— pueden ayudarte a mantener intacta tu memoria cuando envejeces y a protegerse del Alzheimer. No pierdas nunca la oportunidad de comer una verdura de color intenso. Los antioxidantes de una verdura por aquí y otra por allá al cabo de los años pueden suponer una gran protección para el cerebro.

84

Indaga sobre las **estatinas**

¿Previenen o provocan problemas de memoria?

Los medicamentos con receta conocidos como estatinas bajan el colesterol malo LDL y ayudan a controlar la inflamación, ambos factores de riesgo para el Alzheimer. Eso hizo albergar esperanzas de que las estatinas pudieran prevenir el Alzheimer. Pero a pesar del optimismo que despertaron los primeros descubrimientos, las pruebas no lo han confirmado, y algunos médicos incluso dicen que podrían llegar a provocar problemas de memoria.

Parece «razonable» pensar que las estatinas podrían funcionar, dice un experto. Las personas con el colesterol alto hacia los 50 años tienen más probabilidades de desarrollar Alzheimer, y los pacientes de Alzheimer suelen tener el colesterol alto. Sin embargo, ningún estudio ha podido demostrar que las estatinas protejan al cerebro. En un grupo de monjas de edad avanzada, por ejemplo, tomar estatinas no tuvo ningún efecto en su riesgo de padecer el declive cognitivo típico del Alzheimer, o en los cambios patológicos del cerebro que indican la presencia de la enfermedad, según los investigadores de la Universidad Rush.

Lo más convincente es una gran revisión que realizó, en 2009, una organización internacional que evalúa las investigaciones médicas, la Cochrane Collaboration. Los investigadores estudiaron el uso de dos estatinas, Zocor y Pravachol, en estudios controlados a doble ciego donde participaron 26.340 pacientes con un alto riesgo de demencia y Alzheimer. El mensaje más evidente: no había ninguna diferencia en la incidencia de demencia o estado cognitivo entre los mayores que tomaron medicación para bajar el colesterol durante cinco años.

Esta prueba definitiva, controlada a doble ciego, dice la autora del estudio Bernadette McGuinnes, de la Universidad Queen de Belfast, Irlanda, es la confirmación rotunda de que tomar estatinas a edad avanzada *no* nos protege contra la demencia. La autora no sabe si tomar estatinas en la *mitad de la vida* durante bastantes años puede llegar a proteger contra esta enfermedad en la vejez. Todavía se han de realizar los estudios que confirmen esta teoría.

Las estatinas también fallaron como potenciadoras de la función cognitiva entre las personas de edad avanzada sin susceptibilidad al Alzheimer. En una prueba realizada por los investigadores del Colegio de Médicos y Cirujanos de la Universidad de Columbia con un grupo de personas mayores españolas a las que se les administraron varias estatinas (Mevacor, Altocor, Zocor, Lipitor, Lescol y Pravachol) durante dos años, éstas no mostraron ninguna superioridad en los resultados de las pruebas de memoria y cognitivas respecto al grupo de control que no tomó el fármaco.

Por lo tanto, actualmente no hay pruebas de que las estatinas estimulen la memoria o eviten el declive cognitivo y el Alzheimer en las personas mayores. Tampoco se sabe si pueden ser perjudiciales en la edad avanzada.

El estudio Cochrane no reveló que pudieran ocasionar deterioro cognitivo. Sin embargo, la posibilidad de que así sea está causando cada vez más controversias. Hay muchos informes anecdóticos y algunos estudios que revelan trastornos en la memoria en personas que toman estatinas. Beatrice Golomb, de la Facultad de Medicina de la Universidad de California en San Diego, estudia el efecto nocivo de las estatinas. En sus últimos análisis ha descubierto que los «problemas cognitivos» son los que aparecen a continuación de los problemas musculares, pero los médicos que las recetan rara vez lo reconocen.

¿Qué hacer? Si has de tomar estatinas por razones cardiovasculares, no abandones la supervisión de tu médico. Pero no cuentes con que las estatinas van a evitar o retrasar el inicio o el avance del deterioro cognitivo o del Alzheimer. Si observas algún efecto secundario de las estatinas, coméntaselo enseguida a tu médico. También puedes leer sobre este tema e informar de los efectos secundarios en el sitio web de Golomb, www.statinstudy@ucsd.edu.

85

Rodéate de **estímulos**

Un entorno social, físico y mental estimulante previene el Alzheimer

Gracias a Dios que hay científicos a los que les gusta ver prosperar a los animales pequeños. De lo contrario, ¿cómo podríamos saber que nuestro cerebro florece cuando está rodeado de estímulos sociales, físicos y mentales? Sería impensable realizar estudios tan largos sobre la vida de las personas que nos permitieran descubrir esto. Por esta razón, los científicos utilizan los animales de laboratorio como sustitutos para averiguar si vivir en un «entorno estimulante» puede evitar la degeneración del cerebro.

Un pionero en el estudio de este fenómeno es William Greenough, neurocientífico de la Universidad de Illinois en Urbana-Champaign. Construyó una jaula a la que llamó «el Disneyland de las ratas», con juguetes, ruedas, comida escondida, obstáculos y muchas compañeras. Para poder comparar, albergó a otras ratas, solas o en parejas, en jaulas sin nada.

Greenough examinó los cerebros de los animales. Las residentes de «Disneyland», incluidas las ratas viejas, mostraban nuevas formaciones en sus cerebros —dendritas más largas y más complejas; más sinapsis; nuevos vasos sanguíneos—, y en los test cognitivos demostraron ser más inteligentes que las que estaban en las jaulas desnudas. Llegó a la conclusión de que vivir en un entorno estimulante hace que el cerebro se haga más fuerte y sea menos vulnerable a la pérdida de memoria relacionada con la edad y el Alzheimer.

En el Centro de Investigación de la Enfermedad de Alzheimer de la Universidad del Sur de Florida, el investigador Gary Arendash sigue desarrollando esta idea, intentando averiguar qué tipo de estímulo —social, físico o mental— puede proteger mejor al cerebro. Él también puso a unos ratones aislados en un «entorno empobrecido», y a otros con compañeros de juego en parques de atracciones con diversiones y actividades curiosas: un «entorno estimulante». Su principal descubrimiento fue que los ratones expuestos a los estímulos intelectuales, físicos y sociales tenían menos cantidad de beta-amiloide (característica del Alzheimer) en sus cerebros. Pero el beta-amiloide no disminuyó en los animales que sólo tenían actividades físicas y sociales, o sólo una de las dos. Por consiguiente, Arendash dice que el estímulo mental es al parecer más poderoso para rechazar el Alzheimer que otras actividades, aunque ser sociable y hacer ejercicio contribuyan a esa protección.

Un interesante estudio del Instituto Sueco Karolinska acepta que los tres tipos de estímulo valen la pena y que son mejores que cada uno de ellos en solitario. Los investigadores preguntaron a 776 hombres y mujeres de más de 75 años cuántas veces participaban en 29 actividades, entre las que se encontraban leer, ir al teatro y museos, caminar, jugar al bingo, cantar, participar en política, salir con las amistades y hacer deporte. Luego valoraron los componentes mentales, físicos y sociales de cada una y los sumaron. Las actividades más aptas para reducir la demencia seis años después fueron ser sociable, seguido de la actividad física y luego la actividad mental. Las personas con las puntuaciones más altas en las tres categorías —mental, física y social— eran las menos propensas a tener demencia; su riesgo se reducía a la mitad. Conclusión: el cerebro medra con una amplia variedad de estímulos mentales, físicos y sociales.

¿Qué hacer? Rodéate de un entorno intelectual, físico y socialmente estimulante. Eso puede abarcar desde tener muchos amigos y familiares, hasta leer libros o lectura electrónica, manejar el ordenador, utilizar un telescopio, tocar instrumentos musicales, hacer escultura, pintar, hacer media, jugar a juegos de mesa, a las cartas, hacer rompecabezas, jugar con la videoconsola Wii, utilizar una cámara digital, una cámara de vídeo, dedicarte a la jardinería, tener una cinta para caminar, nadar, jugar al billar, al ping-pong; en resumen, cualquier cosa que te atraiga. Créate un entorno lúdico rico y cambiante. Incorporar «juguetes» y experiencias nuevas ayuda a las neuronas a estar alerta, juguetonas, ser eficientes y estar vivas; en una palabra, a ser más resistentes contra la amenaza del declive de la memoria y el Alzheimer. (Véase «Haz algo nuevo», pág. 233, y «Construye una "Reserva Cognitiva"», pág. 99.)

86

Aprende a manejar tu **estrés**

Aporta hormonas indeseadas a tu cerebro

Cuando tenemos estrés, el cuerpo secreta unas hormonas denominadas corticoesteroides, entre las que se encuentra el cortisol. Esta reacción propia del estrés y subsiguiente aumento de la adrenalina pueden salvarte en una crisis. Pero las reacciones continuadas de estrés, desencadenadas por situaciones cotidianas como frustración laboral, atascos de tráfico y problemas económicos, hacen que tu cerebro esté bañado en cortisol, y eso es peligroso. Con el tiempo, puede destruir las neuronas del cerebro y frenar el crecimiento de otras nuevas, haciendo que se reduzca su tamaño.

Los investigadores de la Universidad McGill de Montreal hicieron un seguimiento a 50 personas mayores durante más de 15 años, comparando sus niveles de cortisol con el deterioro de su memoria. En las que el cortisol aumentó progresivamente hasta alcanzar niveles altos, su memoria estaba más deteriorada que los que tenían niveles de cortisol moderados. El hipocampo —una zona de la memoria del cerebro— era un

14 por ciento más pequeño en las personas estresadas por el cortisol. Los investigadores lo achacaron a la prolongada exposición al cortisol, lo que probablemente produjo un daño irreversible. Una mujer con el cortisol alto que había desarrollado una depresión y Alzheimer, en cinco años perdió casi el 60 por ciento del volumen total de su cerebro.

Además, los acontecimientos traumáticos inesperados pueden dejar una secuela de grave estrés psicológico que puede preceder a la demencia. Neurólogos griegos de la Universidad Aristóteles de Tesalónica hablan de una mujer de 49 años a la que se le diagnosticó demencia tras la muerte de su padre. Y de un hombre que empezó a perder facultades mentales tras perder todas sus propiedades; posteriormente se le diagnosticó Alzheimer. Otros han observado el inicio de una demencia al poco tiempo de la muerte de un ser querido o de un acontecimiento que nos cambia la vida, como jubilarse.

Los veteranos de guerra con trastorno por estrés postraumático (TEP) tienen casi el doble de probabilidades de desarrollar demencia que los veteranos sin ningún tipo de trastorno, según las investigaciones realizadas en la Universidad de California en San Francisco. «No es de extrañar», dice Robert S. Wilson, neuropsicólogo del Centro Rush para la Enfermedad de Alzheimer, de Chicago. No cree que el TEP sea directamente la causa de la demencia, pero hace más vulnerables a las personas de padecerla.

¿Qué hacer? Ten en cuenta que el estrés crónico y el TEP pueden aumentar la vulnerabilidad de las personas mayores al deterioro de la memoria y a la demencia. Busca ayuda profesional. Toma antidepresivos, recurre a algún terapeuta, práctica relajación y otras terapias que puedan ayudarte a compensar la pérdida de memoria asociada al estrés en sus primeras manifestaciones. En una encuesta reciente de la Universidad de Connecticut, el 66 por ciento del público no sabía que un nivel alto de estrés es un factor de riesgo para la demencia.

87

Evita los **accidentes cerebrovasculares**

Un accidente cerebrovascular duplica el riesgo de Alzheimer

Un accidente cerebrovascular (ACV) es imprescindible evitarlo por dos razones: por el daño específico que provoca, y porque puede suponer el inicio del Alzheimer. De hecho, aunque tu cerebro tenga algo de Alzheimer, es posible que los síntomas no se manifiesten salvo que se produzca un accidente cerebrovascular y provoque suficientes lesiones adicionales como para desencadenar una demencia. Un ACV grave como poco duplica el riesgo de desarrollar Alzheimer.

En algunos casos, hasta los pequeños ACV en lugares estratégicos aumentan el riesgo de Alzheimer hasta 20 veces, según importantes descubrimientos realizados por el investigador David Snowdon, de la Universidad de Kentucky. Si existen placas y ovillos de Alzheimer, el daño por ACV empeora el deterioro del cerebro, más que si sólo existe una de esas condiciones. Tal como dijo Snowdon, «un accidente cerebrovascular sumado al Alzheimer no es una suma de uno más uno igual a dos. Más bien es uno más uno igual a cuatro o cinco».

¿Por qué? Por una razón: los investigadores saben que, después de un ACV, el cerebro aumenta su producción de beta-amiloide tóxico, la sustancia pegajosa que inicia el Alzheimer. Los investigadores de la Universidad de Columbia creen que el beta-amiloide es estimulado por una proteína específica que se libera tras el ACV. Los ACV también van acompañados de inflamación, otro villano típico del Alzheimer.

Los ACV, especialmente los de pequeña magnitud, son también una de las principales causas de demencia vascular, una enfermedad de los vasos y capilares del cerebro que presenta síntomas similares a los del Alzheimer. Muchas veces ambas patologías se producen simultáneamente. (Véase «Evita la demencia vascular», pág. 304.)

¿Qué hacer? Baja tu presión sanguínea; la hipertensión es la primera causa de los ACV. (Véase «Controla tu presión sanguínea», pág. 67.) Dejar de fumar reduce considerablemente el riesgo de ACV. Haz ejercicio; en un estudio reciente, el riesgo de sufrir un ACV en los hombres mayores que hacían ejercicio moderado y fuerte, era un 63 por ciento inferior. Come mucha fruta y verdura para tomar suficiente potasio, conocido protector contra los ACV. Toma vitamina D; las personas con deficiencia de vitamina D tienen un 78 por ciento más de riesgo de padecer un ACV que las que tienen niveles normales. Vigila los síntomas prematuros de riesgo de ACV; revísate las arterias carótidas (cuello) mediante alguna ecografía para detectar posibles bloqueos que podrían interrumpir el riego sanguíneo a tu cerebro. Revísate también la presión del tobillo. (Véase «Revisa tu tobillo», pág. 39.)

88

Reduce el **azúcar**

Demasiado azúcar forma placas de Alzheimer en el cerebro

Alimentar el cerebro con demasiado azúcar es un gran error. Esto es lo que les sucedió a unos ratones con susceptibilidad al Alzheimer al beber agua con un 10 por ciento de azúcar de mesa (sucrosa), junto con una «dieta equilibrada», durante la mayor parte de su vida: engordaron, les subió el colesterol y su insulina se volvió ineficaz. En las pruebas de aprendizaje y de memoria obtuvieron resultados pésimos. El factor decisivo: sus cerebros contenían el *triple de* beta-amiloide (la sustancia pegajosa que acaba con las neuronas y marca el inicio del Alzheimer) que los ratones que bebieron agua normal.

Sí, el hecho indiscutible es que el azúcar ordinario dispara la producción de esa sustancia tóxica que genera el Alzheimer en los cerebros con susceptibilidad a dicha enfermedad. ¿Cuánto azúcar bebieron los ratones con deterioro en el cerebro? El equivalente humano a 40 cucharaditas (de las de té)

de azúcar (es decir, 600 calorías) al día, según los investigadores de la Universidad de Alabama en Birmingham. A esto
añadieron: «En los humanos puede que no haga falta semejante dosis para provocar un deterioro similar».

Y pobres de los ratones de laboratorio que se atiborran de
fructosa, como el sirope de maíz que es tan rico en esta sustancia y que se utiliza habitualmente en los refrescos y en los
alimentos procesados. Los investigadores de la Universidad
Estatal de Georgia han descrito claramente que estos animales, después de aprender algo, son incapaces de recordarlo al
día siguiente. Sacuden las patitas en el agua, buscando un lugar seguro hacia el que dirigirse, sin tener ni idea de dónde
se encontraba éste. Su «memoria espacial» está seriamente
dañada. Los expertos ahora dicen que la pérdida de la memoria espacial es un signo prematuro de Alzheimer en los humanos.

Y por si el deterioro directo que provoca la glucosa en el
cerebro no es lo suficientemente aterrador, nuestro romance
de por vida con el azúcar también desata nuestra epidemia de
obesidad, diabetes, hipertensión, triglicéridos altos, colesterol
HDL bajo y el denominado síndrome metabólico, una combinación de varios factores de riesgo. Todos ellos son vías indi-
rectas hacia el deterioro de la memoria relacionado con la edad
y el Alzheimer.

El peor es el sirope de maíz extra rico en fructosa, porque crea el tipo de grasa más perjudicial: la visceral, la del
abdomen, la grasa que se encuentra debajo del abdomen, y
que nos da esa forma rellenita de «manzana». Las pruebas
más contundentes proceden de un estudio realizado en la
Universidad de California en Davis. Las personas con sobre-

peso y obesas tomaron bebidas especiales rociadas con fructosa o glucosa pura. A las diez semanas, no variaron apenas de peso, pero las que bebieron fructosa, habían acumulado un espectacular 80 por ciento más de grasa visceral. También tenían niveles más altos de glucosa en la sangre en ayunas, triglicéridos, colesterol malo LDL, y lo peor de todo, insulina disfuncional o «resistencia a la insulina», que tiene una relación directa con el deterioro cognitivo y la demencia. (Véase «Mantén niveles normales de insulina», pág. 186, y «Controla tu cintura», pág. 318.)

En resumen: tomar azúcar ya es bastante malo para el Alzheimer, pero sobrecargarlo de alimentos procesados y bebidas ricos en fructosa, multiplica el riesgo de forma espectacular.

¿Qué hacer? Haz todo lo posible para reducir todo tipo de azúcar. No bebas refrescos azucarados que generan obesidad; una lata de 350 ml puede contener hasta 8 cucharaditas de azúcar, generalmente de sirope de maíz rico en fructosa. Toma básicamente frutas y otras fuentes naturales de dulce. (La fructosa natural de la fruta está bien.) Revisa las etiquetas de los alimentos procesados para ver si llevan azúcares ocultos o añadidos, como edulcorante de maíz, sirope de maíz, dextrosa, glucosa, sirope de maíz rico en fructosa, miel, maltosa, sirope de malta, melazas, sucrosa y sirope.

Escucha a la Asociación Americana del Corazón: recomienda que la mayoría de las mujeres limiten su cantidad de azúcar añadido en las comidas y bebidas a 6 cucharaditas (100 calorías) al día, y para la mayoría de los hombres, a 9 (150 calorías) al día. Sustituye los refrescos azucarados por agua normal o con gas, té frío sin azúcar, zumos, leche descremada, y de vez en cuando refrescos edulcorados.

89

Bebe té

Puede prevenir los accidentes cerebrovasculares, la pérdida de memoria, y reanimar las neuronas moribundas

Los investigadores han descubierto formas fascinantes en que el té común puede salvar nuestro cerebro de la demencia. Los últimos «descubrimientos increíbles», tal como los describen los investigadores de la UCLA: si tomas al menos tres tazas de té verde o negro al día, reduces el riesgo de accidente cerebrovascular (ACV) un 21 por ciento. Si duplicas la dosis, probablemente reduces el riesgo un 42 por ciento. Hay que admitir que es una gran promesa para tan poco esfuerzo.

La noticia más convincente: muchas pruebas sugieren que el té detiene la pérdida cognitiva que precede al Alzheimer, y cuanto más té bebes, más aguzas tu memoria al envejecer. Los hombres y mujeres mayores japoneses que sólo tomaban una taza de té al día redujeron su riesgo de deterioro cognitivo un 38 por ciento. Los estadounidenses mayores que tomaban té negro o verde sólo de una a cuatro veces a la semana tenían un 37 por ciento menos de deterioro cognitivo anual que los que no bebían té, según las nuevas investigaciones realizadas por la UCLA.

El secreto del té no es un misterio. Las hojas están cargadas de componentes que pueden atravesar la barrera hematoencefálica y bloquear el deterioro neuronal. Las ratas de laboratorio que fueron criadas con té verde, por ejemplo, padecen menos deterioro en el hipocampo, o región donde se procesa la memoria en el cerebro, y, por consiguiente, cuando envejecen, su memoria y capacidad de aprendizaje son notablemente superiores.

Un antioxidante especialmente potente del té verde, el GEGC (galato de epigalocatequina-3), puede bloquear la toxicidad del beta-amiloide, que mata las neuronas del cerebro, y elimina, o «quelata», el hierro destructivo del cerebro. En unos estudios vanguardistas realizados por científicos israelíes, se descubrió que el GEGC puede incluso reanimar las neuronas enfermas y moribundas que se creían perdidas por una enfermedad degenerativa del cerebro. Devolver a la vida neuronas que se consideraban prácticamente muertas es una grandísima ayuda para cualquier cerebro.

¿Qué hacer? Acostúmbrate a tomar té negro y verde *preparado* de verdad (con la hierba *Camellia sinensis*). Ambos son muy beneficiosos para tu cerebro, aunque el té verde contiene tres o cuatro veces más antioxidantes, con dosis notablemente altas de GEGC. Los tés «verdaderos» instantáneos, embotellados o enlatados, así como las infusiones de hierbas, tienen pocas propiedades antioxidantes. Para extraer la mayoría

de los antioxidantes, deja que la bolsita de té o las hojas suel-
tas reposen en el agua al menos cinco minutos. No le añadas
leche: puede reducir casi un 25 por ciento sus propiedades antioxidantes.

Para una protección extra para el cerebro, puedes tomar
extractos de té verde que tienen grandes dosis de GEGC, que
encontrarás en las tiendas de productos naturales o en las farmacias *online*. Los investigadores israelíes consideran correcta
una dosis de suplemento de GEGC de 300 a 400 mg.

90

Cuida tus **dientes**

Unas encías enfermas pueden envenenar tu cerebro

Las personas que tienen problemas dentales y de las encías suelen obtener peores resultados en las pruebas de memoria y cognición, según un análisis de la Facultad de Medicina de la Universidad de Virginia Occidental. El odontólogo investigador Richard Crout tiene la teoría de que una infección de las encías provoca muchos desechos inflamatorios que se desplazan a zonas del cerebro que están implicadas en la pérdida de la memoria. Estos agentes inflamatorios pueden ser tóxicos para las neuronas del cerebro. Por consiguiente, Crout dice que cepillarse los dientes, pasarse la seda dental, y en general prevenir las patologías de las encías puede ayudar a tener unas encías y dientes sanos, y también a mantener una memoria más aguda.

Las investigaciones realizadas en la Universidad del Sur de California en las que se comparaban gemelos que tenían enfermedades periodontales, que se caracterizaban por dientes flojos o falta de dientes, antes de los 35 años habían cuadruplicado el riesgo de desarrollar una demencia en la vejez. La causa más probable: una exposición de por vida a la inflamación que no sólo debilita la estructura de las encías, sino que daña el tejido cerebral.

Según los neurólogos del Colegio de Médicos y Cirujanos de la Universidad de Columbia, los estadounidenses mayores con casos más graves de gingivitis —inflamación de las encías, uno de los primeros signos de enfermedad periodontal— tienen dos o tres veces más riesgo de mostrar signos de deterioro de la memoria y de la función cognitiva que los que padecen gingivitis en menor grado.

¿Qué hacer? Asegúrate de que todos los miembros de tu familia reciben tratamiento en una etapa temprana de la vida para controlar las encías inflamadas o sangrantes. Según los expertos, puede ayudarte a salvar tu cerebro de los ataques inflamatorios que conducen a la pérdida de la memoria y a la demencia en la vejez.

Revísate el tiroides

**Un tiroides perezoso o hiperactivo puede
acelerar el Alzheimer**

Una glándula tiroides que no trabaja bien puede emular los
síntomas del Alzheimer. Ésta es la razón por la que un tiroides disfuncional puede conducir a un diagnóstico erróneo de
demencia. Afortunadamente, los medicamentos suelen corregir el problema y la falsa demencia desaparece.

Pero ahora hay una nueva razón para preocuparse por el
tiroides. Una actividad anormal de esta glándula puede provocar Alzheimer. De hecho, según las últimas investigaciones, si
eres mujer, los problemas de tiroides duplican tu riesgo de desarrollar Alzheimer.

Zaldy S. Tan, y sus colaboradores de la Facultad de Medicina de Harvard y de la Facultad de Medicina de la Universidad
de Boston, hicieron un seguimiento a más de 1.800 hombres y
mujeres, de una media de edad de 71 años, durante 13 años. Al
principio del estudio, todos estaban bien cognitivamente; al final, casi un 11 por ciento había desarrollado Alzheimer.

Las mujeres con hipo o hipertiroidismo —con los niveles más bajos y más altos en la sangre de la hormona estimuladora del tiroides (TSH)— duplicaban el índice de Alzheimer respecto a las mujeres normales. Un dato interesante es que este estudio mostró que en los hombres con un funcionamiento anormal del tiroides, este hecho no parecía traducirse en un mayor riesgo de desarrollar Alzheimer. Sin embargo, en una investigación posterior realizada en Holanda, los hombres mayores que tenían hipertiroidismo sí tenían un 20 por ciento más de riesgo de desarrollar Alzheimer, respecto a los hombres que no tenían esta condición.

¿Por qué puede conducir una disfunción del tiroides al Alzheimer? Los investigadores sugieren algunas posibles razones: un exceso de la hormona estimuladora del tiroides podría matar las neuronas y erradicar el neurotransmisor acetilcolina o dañar los vasos sanguíneos del cerebro. Una secreción baja del tiroides podría aumentar el beta-amiloide en las neuronas del cerebro.

¿Qué hacer? Si sospechas que tienes problemas de tiroides, hazte un análisis rutinario. Si te han diagnosticado Alzheimer, hazte una prueba de tiroides para descartar un error en el diagnóstico. En un estudio de la Universidad de Harvard-Boston, las personas que tenían mayor riesgo de Alzheimer tenían niveles de TSH por debajo de 1,0 o por encima de 2,10; los investigadores dicen que con estos baremos se identifica a un mayor número de personas con problemas que con los valores de referencia estándar. Los problemas de tiroides normalmente se pueden corregir con medicación.

Los síntomas de problemas de tiroides son múltiples, pero los más comunes de un tiroides poco activo son fatiga, depresión y aumento de peso. Los de un tiroides hiperactivo son irritabilidad, pérdida de peso, aumento del pulso en descanso, debilidad muscular, un leve temblor en las manos e insomnio. El declive cognitivo podría ser un síntoma tanto de tiroides hipoactivo como del hiperactivo.

92

Cuidado con estar **demasiado delgado**

Adelgazar a edad avanzada puede ser un signo de Alzheimer

Aunque la obesidad a la mitad de la vida aumenta tu riesgo de Alzheimer, perder peso inexplicablemente después de los 60 años puede ser un signo de Alzheimer en el futuro.

Los investigadores de la Clínica Mayo observaron que las mujeres empezaron a perder peso al menos diez años antes de que les diagnosticaran la demencia. Entre mujeres que pesaban lo mismo (una media de 63 kg), las que empezaron a desarrollar demencia se fueron adelgazando a lo largo de tres décadas y, cuando se la diagnosticaron, pesaban una media de cinco kilos menos que las mujeres que no tenían Alzheimer. En las que estaban predestinadas a dicha enfermedad su peso descendió a 61 kilos diez años antes del inicio de los síntomas, y a 58 kilos cuando se les diagnosticó. Las mujeres sin demencia mantuvieron su peso estable.

Según parece, la pérdida de peso viene dada por una patología cerebral temprana más que por un trastorno alimentario o por comer menos debido a los cambios cognitivos, dice James Mortimer, de la Universidad del Sur de Florida. En su estudio de mujeres mayores descubrió que la inexplicable pérdida de peso se reflejaba en un grave deterioro del cerebro. «Dado el largo periodo de tiempo transcurrido antes del inicio de la demencia, es probable que la pérdida de peso esté específicamente asociada al proceso de la enfermedad de Alzheimer», resumió.

A medida que avanza la patología cerebral, aumenta la tasa de pérdida de peso, duplicándose el año anterior al inicio de los síntomas, según otro estudio de la Universidad de Washington. Una pérdida de peso repentina entre los 70 y los 80 años puede triplicar el riesgo de desarrollar demencia, según las investigaciones de Tiffany Hughes, de la Facultad de Medicina de la Universidad de Pittsburgh. El riesgo es aún mayor si de entrada eres una persona obesa o tienes sobrepeso. No obstante, también nos dice que eso no significa que estar gordo sea bueno para la salud. Sólo se refiere a que la pérdida de peso brusca a edad avanzada puede ser una señal de alerta de que se está acercando la demencia, antes de que los síntomas sean evidentes.

En resumen: la obesidad en la mitad de la vida puede ser un factor de riesgo para la demencia, mientras que perder peso en la vejez puede reflejar cambios que predicen el Alzheimer. La autoridad en este tema, Rachel A. Whitmer, de la División de Investigación de Kaiser Permanente, dice que un índice de masa corporal (IMC) por debajo de 18,5 en una persona mayor es un factor de riesgo para el Alzheimer.

¿Qué hacer? Puesto que un adelgazamiento no intencionado gradual o brusco puede estar relacionado con una patología cerebral, es algo que se ha de observar y no necesariamente contemplar como un indicativo de buena salud. Has de averiguar las razones. Habla con tu médico si sufres alguna pérdida de peso inexplicable después de los 60 años.

¿Se ha de intentar adelgazar en la vejez? El consejo general de algunos médicos e investigadores es «No». Les preocupa que adelgazar pueda provocar fragilidad o muerte prematura, como han demostrado algunos estudios. Sin embargo, la reciente investigación de la Universidad de Wake Forest descubrió que las personas mayores que adelgazaban *intencionadamente* (una media de cinco kilos) haciendo ejercicio, reducían hasta un 50 por ciento el riesgo de muerte en los ocho años siguientes. Estos descubrimientos apoyan perder peso controladamente incluso a edad avanzada. Pero sin pasarse. La fragilidad (adelgazar, especialmente pérdida de masa muscular; pérdida de fuerza de agarre; caminar más despacio; descenso de la actividad física; agotamiento) en las personas mayores indica un alto riesgo de padecer un declive cognitivo rápido.

93

Evita la **demencia vascular**

Las pequeñas lesiones en los vasos sanguíneos del cerebro te roban tu mente

Cuando pensamos en demencia, lo primero que se nos ocurre es el Alzheimer, y, sin duda, es la principal causa de demencia. Pero en segundo lugar, e igualmente destructiva para un cerebro de edad avanzada, es la demencia de origen vascular.

Los investigadores pensaban que las dos demencias no tenían ninguna relación entre sí, pero ahora dicen que están muy vinculadas. Casi un 50 por ciento de las personas con Alzheimer también padece un grave deterioro de los vasos sanguíneos. Puesto que los síntomas de ambas son muy similares, los médicos tienen serias dificultades para distinguirlas, especialmente cuando coexisten y se multiplican los síntomas. La demencia vascular se suele diagnosticar erróneamente como Alzheimer. Aunque las dos se alimenten mutuamente, se deben a problemas diferentes del cerebro.

La demencia vascular se produce por una reducción o bloqueo del riego sanguíneo, que hace que las neuronas se queden sin alimentación y mueran. La causa principal de la falta de riego o del bloqueo es la acumulación de lesiones en los vasos cerebrales debidas a accidentes cerebrovasculares (ACV), ya sea un ACV grave o, lo que es más habitual, los microinfartos cerebrales, que también se los llama ACV silenciosos, porque no se detectan. Los primeros indicativos de deterioro de la memoria aparecen en las resonancias magnéticas como puntos blancos conocidos como «hiperintensidades de sustancia blanca», que se relacionan con la hipertensión. Otro signo revelador de demencia vascular es la dificultad para mantener el equilibrio y para caminar. Las razones subyacentes de la demencia vascular son cardiovasculares, incluida la hipertensión, el colesterol alto, el endurecimiento de las arterias, la inflamación y la diabetes.

Una diferencia básica entre la demencia vascular y el Alzheimer es el avance de la enfermedad. En el Alzheimer, el deterioro cognitivo es lento, progresivo y regular. En la demencia vascular, la cognición puede desaparecer bruscamente cuando mueren las neuronas debido a múltiples ACV o a uno de más gravedad. La buena noticia sobre la demencia vascular es que, aunque el daño parezca irreversible, prevenir los ACV puede ayudar a frenar el declive cognitivo.

¿**Qué hacer?** Haz todo lo posible para evitar lesiones en los vasos sanguíneos del cerebro. Esto significa controlar la presión (la hipertensión es una de las principales causas de los ACV) y reducir el colesterol y la inflamación (que dañan los capilares del cerebro). Vigila las deficiencias de vitamina B_{12}, que pueden conducir a un aumento de las hiperintensidades de sustancia blanca (un signo prematuro de una futura demencia vascular). (Véase «Controla tu presión sanguínea», pág. 67, «Controla el colesterol malo», pág. 87, y «Combate la inflamación», pág. 180.)

94

Juega a **video juegos**

Pueden mejorar la memoria y la capacidad de reacción, que se van perdiendo con la edad

¿Qué sucede cuando las personas mayores empiezan a jugar a videojuegos? Bueno, depende del juego, pero Arthur Kramer, un eminente investigador y profesor de psicología de la Universidad de Illinois en Urbana-Champaign, tiene buenas noticias. En un estudio reciente, reclutó a un grupo de personas de más de 60 años para jugar durante ocho semanas a un juego de ordenador que se llama *Rise of Nations* para comprobar si estimulaba su capacidad cognitiva. Este videojuego en particular es un complejo juego de roles basado en la estrategia, donde los jugadores construyen su propio imperio. Eso significa planificar ciudades, alimentar y dar empleo a las personas, y mantener un ejército, lo que requiere tomar muchas decisiones y hacer multitareas.

Recordemos que los jugadores eran novatos; nunca habían jugado a videojuegos en los dos años anteriores. Por lo tanto, Kramer sabía que no significaría mucho que con el tiempo simplemente aprendieran a desenvolverse mejor en el juego, y así fue. Lo que quería era saber si jugar a *Rise of Nations* mejoraba su función cognitiva en general. Si era así, confirmaría que el videojuego proporcionaba el tipo de estímulo mental que puede retrasar o invertir las pérdidas cognitivas relacionadas con la edad.

A las ocho semanas, Kramer tuvo la satisfacción de comprobar que la práctica que adquirieron los jugadores les permitió obtener mejores resultados en las pruebas de «control ejecutivo» —incluido cambiar de tarea, memoria de trabajo, memoria visual reciente y razonamiento— que las personas mayores que no jugaron a dicho juego. Éstas son justamente las facultades cognitivas que más se deterioran en las personas mayores de 60 años. Curiosamente, jugar a este juego no influyó en nada en la función cognitiva de los estudiantes universitarios de veinte y pocos años. El juego según parece funcionó porque apuntaba a habilidades mentales que habían disminuido en las personas de edad avanzada.

Este experimento es el primero de este tipo que tiene como fin proporcionar pruebas de que los complejos videojuegos que tanto atrapan al intelecto pueden contrarrestar la pérdida cognitiva en la vejez.

¿Qué pasa si jugamos a videojuegos de acción más simplistas, como *God of War*, que requieren procesamiento rápido de la información y reacciones rápidas? Un estudio de la Universidad de Rochester en Nueva York parece indicar que esos juegos de ritmo rápido pueden mejorar el tiempo de reacción, la velocidad del procesamiento de información, y contribuir a mejorar la memoria y el razonamiento espacial de las personas de edad avanzada. Hay pruebas convincentes de que «el mero hecho de jugar a juegos de acción reduce significativamente los tiempos de reacción» según dicho estudio.

¿Qué hacer? Adelante, diviértete con los videojuegos, incluidos los populares Wii (bolera, tenis, golf y boxeo virtual, así como programas de gimnasia). Si te gustan los videojuegos de acción, pruébalos también. Y si quieres un verdadero reto, prueba juegos más complejos como *Rise of Nations*. Kramer dice que no existe ninguna garantía de que todos los videojuegos te hagan más inteligente o que te ayuden a frenar el Alzheimer. Por otra parte, si un juego es estimulante y divertido, es muy probable que sea bueno para tu cerebro. Y para estimulación mental, seguro que son más útiles que ver la televisión. (Véase «Busca algo en Google», pág. 157.)

95

Ponle **vinagre** a todo

Ayuda a controlar la glucosa en la sangre y el apetito

No esperes que el vinagre frene por sí solo el Alzheimer. Pero hay muchas pruebas de que reduce los factores de riesgo —concretamente, la glucosa en la sangre, la resistencia a la insulina, la diabetes y la prediabetes, el aumento de peso— que pueden conducir al declive cognitivo y a la demencia. Importantes investigadores mundiales se toman muy en serio el vinagre.

S. Mitchell Harman, médico del Instituto de Investigación sobre la Longevidad Kronos de Fénix, dice que lo que nos hace falta es una forma sencilla y eficaz de bajar la glucosa en la sangre. ¿Qué se nos ocurre? El vinagre, dice, al observar que los estudios realizados con seres humanos y animales muestran que el ácido proporciona potentes efectos para bajar la glucosa. Su instituto está investigando este tema muy a fondo para descubrir cómo actúa.

Jennie Brand-Miller, catedrática de la Universidad de Sidney, Australia, impulsora de la dieta con bajo índice glucémico, alaba el vinagre por frenar a los alimentos que causan picos de glucosa. Según ella, 4 cucharaditas de vinagre en el aliño de la ensalada pueden compensar hasta un 30 por ciento los picos de azúcar de una comida media. Ponerles vinagre a las patatas blancas, que son como una bomba de glucosa, reduce hasta un 25 por ciento el pico. Tomar 2 cucharadas de vinagre antes de acostarse, según Brand-Miller, garantiza que nuestro nivel de glucosa estará bajo al levantarnos, especialmente en el caso de los diabéticos.

Su teoría es que el vinagre funciona frenando el vaciado del estómago, retrasando la digestión de los hidratos de carbono, y posiblemente controlando el apetito.

Los estudios de la Universidad Estatal de Arizona han revelado que el vinagre puede controlar el apetito y la ingesta de alimentos, ayudando a prevenir el sobrepeso y la obesidad, que están asociadas a la diabetes, a la aceleración de la demencia y a la pérdida de memoria. Las personas que tomaron una cucharada y media de vinagre de manzana comieron 200 calorías menos en la siguiente comida.

Los investigadores suecos están de acuerdo. En un estudio, descubrieron que tomar dos o tres cucharadas de vinagre con pan blanco reducía casi un 25 por ciento el esperado aumento de la insulina y de la glucosa en la sangre. Los participantes también se sentían más llenos; la saciedad es otra de las claves para el éxito del vinagre.

¿Qué hacer? Ponte vinagre: añádelo a los aliños de ensalada, tómatelo a cucharadas, o incluso puedes mezclarlo con agua para bebértelo. Todos los vinagres funcionan —de manzana, blanco, balsámico, de vino tinto, de vino blanco, de arroz, de frambuesa, de arándano, y otros vinagres con sabores a frutas—, puesto que lo que cuenta es la acidez. Sí, eso significa que el limón y la lima también pueden ayudar a frenar los picos de glucosa en la sangre, dice Brand-Miller.

96

Toma suficiente **vitamina B$_{12}$**

La falta de vitamina B$_{12}$ reduce el tamaño de tu cerebro

Al envejecer, los niveles de vitamina B$_{12}$ descienden y aumentan las probabilidades de contraer Alzheimer. Nuestra capacidad para absorber la B$_{12}$ de los alimentos disminuye en la mediana edad, lo que prepara el terreno para la degeneración cerebral años después. En un estudio se descubrió que tener baja la vitamina B$_{12}$ en la mitad de la vida cuadruplicaba el riesgo del Alzheimer en la edad avanzada.

Hace poco, los investigadores británicos de la Universidad de Oxford descubrieron por qué un cerebro al que le falta B$_{12}$ puede tener problemas cognitivos: se produce una retracción de la masa cerebral. La investigadora Anna Vogiatzoglou, mediante resonancia magnética estudió a más de 100 voluntarios de edades comprendidas entre los 61 años y los 87. Su descubrimiento más destacado: en un periodo de cinco años, los que tenían menos B$_{12}$, experimentaron una retracción del cerebro seis veces superior a los que la tenían alta. No había sujetos con una clara «deficiencia» de B_{12}. Incluso entre los que los médicos denominaron B_{12} «baja normal» se observaron algunas de las peores retracciones del cerebro. Es bastante habitual que a algunas personas les diagnostiquen Alzheimer cuando la verdadera causa es una deficiencia de B_{12}.

Los investigadores dicen que una deficiencia de B_{12} provoca atrofia cerebral al destruir la mielina, la capa protectora que envuelve a las neuronas del cerebro. Una deficiencia de B_{12} también puede disparar la inflamación, otro agente destructor de las neuronas del cerebro. Una escasez de B_{12} contribuye asimismo a elevar los niveles de homocisteína, un aminoácido al que también se responsabiliza del Alzheimer.

¿Qué hacer? Toma de 500 a 1.000 mcg de vitamina B_{12} diariamente después de los 40 años. No es cara y es muy segura; no tiene efectos secundarios, ni se han observado dosis tóxicas. Si tienes algún familiar de edad avanzada que padece un estado de confusión inexplicable, pérdida de memoria, fatiga o signos de demencia, procura que le analicen sus niveles de B_{12}. La mayoría de los médicos lo hacen rutinariamente. Si tienes carencia de esta vitamina, puede que el médico te recete inyecciones de B_{12} quincenales o mensuales hasta que se normalice. Las investigaciones muestran que tomar pastillas de B_{12} (en general 1.000 mcg al día) puede sustituir las inyecciones cuando ya se ha alcanzado el nivel adecuado. Si tomas ácido fólico, asegúrate de tomar B_{12}. (Véase «Toma ácido fólico», pág. 151, y «Mantén un buen nivel de homocisteína», pág. 170.)

No descuides la **vitamina D**

Una deficiencia puede predisponer tu cerebro al Alzheimer

Si padeces una deficiencia de vitamina D, es más probable que te enfrentes a un deterioro cognitivo y al Alzheimer. Esta idea ni siquiera se les había pasado por la cabeza a la mayoría de los investigadores hace unos años. Pero las pruebas cada vez más abundantes indican que es cierto. También es alarmante, porque la deficiencia de vitamina D es una epidemia global. Los expertos calculan que entre el 40 y el 100 por cien de los adultos de edad avanzada de Estados Unidos y Europa tienen deficiencia de vitamina D.

El riesgo de deterioro mental y demencia aumenta si bajan los niveles de vitamina D. Un estudio reciente a gran escala con 3.325 estadounidenses de más de 65 años reveló que la «deficiencia» de vitamina D aumentaba un 42 por ciento el riesgo de deterioro cognitivo, ¡y una «deficiencia grave» aumentaba el riesgo un 394 por ciento! Los que tenían niveles más altos de vitamina D tenían menor riesgo.

Además, la mayoría de los estadounidenses de edad avanzada tienen baja esta vitamina y no toman los suplementos adecuados, lo que los hace especialmente vulnerables al deterioro cognitivo y a una posible demencia, según el investigador jefe David Llewellyn, de la Universidad de Exeter, Inglaterra.

¿Retrasará el deterioro cognitivo tener un buen nivel de vitamina D? Los ensayos clínicos todavía no han podido demostrarlo. Pero los investigadores tienen motivos suficientes para creer que elevar la dosis de vitamina D puede ayudar a prevenir la demencia y otros factores, como la depresión y las enfermedades cardiovasculares, asociadas con la demencia.

La prueba más contundente de que la vitamina D puede combatir el Alzheimer procede de la innovadora investigación de la UCLA. Ésta revela que la vitamina D mejora la capacidad de los equipos de limpieza del sistema inmunitario para dirigirse al cerebro y eliminar los pedacitos de beta-amiloide, esos depósitos pegajosos que destruyen las neuronas del cerebro. La vitamina D refuerza el poder de los carroñeros, denominados macrófagos, para engullir productos de desecho, incluido el beta-amiloide. Los investigadores lo denominan «limpieza del cerebro» de amiloides. Es un gran logro, puesto que los expertos creen que eliminar la toxina podría ayudar a prevenir la lesión y muerte de las neuronas del cerebro, retrasando o incluso invirtiendo la pérdida de memoria y el Alzheimer.

¿Qué hacer? Pídele a tu médico que te haga un análisis para comprobar el nivel en el suero de la 25-hidroxyvitamina D, especialmente si tienes más de 60 años. Normalmente, no se considera «deficiencia» si tienes 30 ng/ml o más. Pero muchos expertos defienden un nivel más óptimo de al menos 50 a 60 ng/ml.

Puedes subir la vitamina D de tres formas. Una, comiendo alimentos ricos en vitamina D, como el pescado azul (especialmente, salmón y atún); leche, cereales para el desayuno y algunas marcas de zumos de naranja que están enriquecidas con vitamina D. Dos, tomar el sol. Nuestro cuerpo sintetiza la vitamina D a través de la exposición al sol, pero el envejecimiento reduce los beneficios. Tres, toma suplementos de vitamina D, preferiblemente la forma más potente, la D_3.

No hay consenso en lo que respecta a la dosis. Algunos expertos recomiendan de 1.000 a 2.000 UI de vitamina D al día. Los investigadores más destacados suelen tomar 5.000 UI al día, dice Robert Heaney, un experto en vitamina D de la Universidad de Creighton. De hecho, en un estudio reciente de la Universidad de Saskatchewan, Canadá, se observó que las personas de edad avanzada requerirían una dosis de 5.000 UI al día para evitar la deficiencia de vitamina D, pero los jóvenes podían pasar con 2.000 UI al día. Oficialmente, la dosis más alta que se considera segura es 2.000 UI al día, pero extraoficialmente, algunos expertos la elevan a 10.000 UI. El investigador de la Facultad de Medicina de Harvard, Eric Rimm, ofrece esta regla: cada 100 UI de vitamina D al día aumenta el nivel en la sangre 1 ng/ml; un nivel en la sangre superior a 150 ng/ml es excesivo. Consulta a tu médico sobre la dosis recomendable para ti, según los resultados de tu analítica y tu estado de salud.

98

Controla tu **cintura**

**No es sólo la grasa, sino la grasa de la cintura
la que puede conducirte al Alzheimer**

Puede que ya sepas que el sobrepeso puede aumentar el riesgo de desarrollar Alzheimer. Pero no es tan sencillo. Tras años de misterio, los investigadores han descubierto que el factor principal no es sólo cuántos kilos de más tienes, sino cuánta grasa llevas alrededor de la cintura. Tener mucha barriga o demasiado estómago —o sea, grasa abdominal, que viene determinada por la circunferencia o diámetro de la cintura— más que el peso total o el IMC, es el verdadero riesgo para futuros problemas en el cerebro en la edad avanzada. Además, es esta gordura abdominal, conocida también como obesidad central o visceral, en la *mediana edad* la que predispone a futuros actos destructivos en el cerebro.

Estos son los hechos de la eminente investigadora Rachel A. Whitmer, de la División de Investigación de Kaiser Permanente en Oakland, California. Comparó las medidas de la cintura de 6.583 personas, de edades entre los 40 y los 45 años, con su agudeza mental tres años después. Su conclusión: los hombres y mujeres con más cintura en la mediana edad, en comparación con los más delgados, *triplicaban su riesgo de padecer demencia*. Incluso las personas que tenían un peso normal pero mucha barriga o «forma de manzana» en la mitad de la vida, duplicaban el riesgo de padecer demencia. No es de extrañar que lo que más predisponía a la demencia era tener ambas condiciones, ser obeso y tener barriga.

He aquí la paradoja: si tienes sobrepeso y eres mayor, el riesgo de demencia no aumenta, sino que disminuye. Por esa razón, uno de los grandes indicativos del Alzheimer en la edad avanzada es la pérdida de peso, generalmente cinco o diez años antes de que aparezcan los síntomas. Por lo tanto, estar demasiado delgado de mayor puede ser una advertencia prematura de Alzheimer. (Véase «Cuidado con estar demasiado delgado», pág. 301.)

No obstante, incluso en la edad avanzada tener mucha barriga puede ser peligroso para el cerebro. Un estudio reciente de la Universidad de Michigan con 1.351 personas de 60 a 101 años puede resumirse de este modo: los individuos más obesos, en comparación con los más delgados, sorprendentemente tenían sólo la mitad de probabilidades de padecer deterioro cognitivo y demencia. La gran excepción fue la de los que tenían mucha barriga. Tenían casi el doble de riesgo de sufrir deterioro cognitivo y demencia. El mensaje: la grasa abdominal, incluso en la edad avanzada, puede predecir la degeneración cerebral, mientras que estar simplemente gordo cuando eres mayor puede tener un efecto neutro o incluso protector para el cerebro.

¿Por qué? Lo más probable es que se deba a la grasa visceral, que se acumula en la cavidad abdominal. Esta grasa es biológicamente activa y se comporta como una glándula que promueve la resistencia a la insulina, niveles altos de glucosa en la sangre, hipertensión y colesterol HDL (bueno) bajo, inflamación y diabetes del tipo 2. Una exposición de por vida a esta irregularidad metabólica inducida por la grasa en la barriga es la principal responsable del aumento del riesgo de deterioro mental y demencia, según Whitmer. Cuanto más ancha es tu cintura, más grasa visceral tienes y mayor es el riesgo.

¿Qué hacer? Una forma de controlar la grasa abdominal es adelgazar: la grasa visceral es la primera que se pierde. (Advertencia: las personas mayores no deben adelgazar demasiado.) Evita las grasas trans y el sirope de maíz rico en fructosa: ambas generan grasa abdominal. Sin duda la mejor forma de prevenir y eliminar la grasa visceral es hacer ejercicio. Para frenar el crecimiento de la grasa visceral (como suele sucederles a las personas sedentarias de mediana edad), haz ejercicio moderado con regularidad; un paseo de media hora a paso ligero seis veces a la semana frenó la formación de grasa abdominal en personas de mediana edad en un estudio realizado por la Universidad Duke. Para librarte de esta grasa necesitas hacer un ejercicio aeróbico más vigoroso, probablemente una hora tres veces a la semana. Los hombres obesos, con este régimen de ejercicio, en tres meses redujeron un 18 por ciento su grasa abdominal. Los ejercicios de abdominales que se hacen en el suelo no sirven para reducir la grasa visceral.

99

Camina, camina, camina

Caminar a paso ligero cada día es un gran estímulo para el cerebro

De todo el ejercicio físico que puedes ofrecerle a tu cerebro, el más sencillo es caminar. Los investigadores lo alaban. Según una de las autoridades sobre este tema, Arthur Kramer, neurocientífico de la Universidad de Illinois en Urbana-Champaign, seis meses de caminar regularmente de forma aeróbica compensa con un sorprendente 15 a 20 por ciento de mejora en la memoria, en la capacidad para tomar decisiones, en la atención, y en el aumento de la sustancia gris del cerebro.

Esto es lo que descubrió en su estudio clásico con personas de 60 a 80 años que pasaron del sedentarismo a hacer ejercicio aeróbico (principalmente caminar a paso ligero en la cinta de andar durante una hora, al menos tres veces a la semana). Las personas mayores del estudio que apenas podían hacer estiramientos y no tenían la musculatura tonificada no obtuvieron ningún beneficio cognitivo.

Lo más sorprendente fueron los escáneres realizados mediante resonancia magnética que mostraron que el volumen del cerebro en los caminantes aeróbicos había aumentado, especialmente en las áreas de sustancia gris relacionadas con la memoria, la del aprendizaje y del pensamiento, que disminuyen con la edad. Por lo tanto, caminar aeróbicamente no sólo frenó el deterioro cognitivo, sino que lo *invirtió* generando más masa cerebral. Un cerebro más grande sin lugar a dudas se traduce en más memoria y función cognitiva, dice Kramer. De hecho, bastaron seis meses de caminar rápido para que los cerebros de los participantes parecieran dos o tres años más jóvenes en el escáner de resonancia magnética. Eso probablemente significa que los circuitos cerebrales funcionan mejor debido a la nueva estructura vascular, neuronas nuevas y nuevas conexiones neuronales creadas al caminar, añade.

Atribuye el increíble crecimiento del cerebro y la mejora cognitiva al hecho de que los caminantes antes sedentarios se pusieron «en forma aeróbica». Al principio, algunos no podían ni andar una manzana, pero a los tres meses elevaron sus ritmos cardíacos un 60 y 70 por ciento, que correspondía a su buena forma aeróbica. Eso significa «caminar aeróbicamente» a paso ligero a una velocidad de unos 5 kilómetros a la hora, o 3 kilómetros en 35 minutos. Esto puede ser ideal, puesto que el ejercicio aeróbico se sabe que estimula la sustancia gris y los fertilizantes neuronales como el FNDC (factor neurotrópico derivado del cerebro) en los cerebros de edad avanzada.

Además, Jeffrey M. Burns, médico neurólogo y experto en ejercicio físico del Programa para la Memoria y el Alzheimer de la Universidad de Kansas, señala que las mujeres mayores que caminaban a paso lento durante sólo 90 minutos a la semana también obtuvieron considerables beneficios cognitivos. Es mejor caminar despacio que no caminar nada, dice Burns.

¿Qué hacer? Camina rápido todos los días al menos 30 minutos, o tres veces a la semana durante una hora. Utiliza una cinta para andar si te resulta más fácil; ve al gimnasio o cómprate una para casa. «Rápido» significa aeróbico. Aquí tienes algunos consejos de los expertos sobre cómo conseguir una condición aeróbica. Camina todo lo rápido que puedas y mantén una conversación. Camina de 5 a 8 kilómetros en una hora. Participa en el programa de «salud cardiovascular» de tu barrio, que es sinónimo de «salud cerebral». Ve al gimnasio, a clases, busca un entrenador personal, consulta a tu médico para determinar la velocidad de caminar y la duración que necesitas para ponerte en forma. Recuerda que puedes empezar caminando despacio e ir aumentando la velocidad y la distancia gradualmente. Está bien caminar rápido diez minutos, bajar el ritmo y volver a acelerar durante otros diez minutos. Tres pases rápidos de diez minutos pueden ser tan útiles como uno de treinta minutos seguidos.

Combina caminar con otras actividades para proteger tu cerebro y obtener un beneficio sinérgico. Parafraseando a Kramer: «Da un paseo rápido con un buen amigo para hablar de algún libro». Eso es una triple estrategia para combatir el Alzheimer. (Véase también «Disfruta haciendo ejercicio», pág. 135, «Mantén el equilibrio», pág. 57, y «Refuerza tus músculos», pág. 228.)

100

Toma **vino**, preferiblemente tinto

El vino bloquea la pérdida de memoria de varias formas

El vino es especial; es el que más propiedades tiene para proteger el cerebro. Anteriormente, esto sólo lo decían los investigadores franceses e italianos. Pero ahora también se han sumado a alabar los beneficios del vino tinto los suecos, británicos, estadounidenses y muchos otros. Aunque en algunos círculos todavía existen controversias, digamos que resulta poco habitual ver a un neurocientífico en un cóctel que elija un martini, una cerveza o vino blanco en vez de una copa de vino tinto.

Un estudio longitudinal sueco reciente con 1.462 mujeres a las que se les hizo un seguimiento durante 34 años es especialmente convincente. El descubrimiento más sorprendente: en las mujeres que *sólo* bebieron vino y no tomaron ningún otro tipo de bebida alcohólica, su riesgo de desarrollar demencia era un *70 por ciento menor*. Beber cerveza y otras bebidas alcohólicas no supuso ninguna protección. Según los investigadores de la Universidad de Gotenburgo, es evidente que el vino contiene algo más que el alcohol que protege al cerebro.

Por una parte, el vino, especialmente el tinto, tiene muchos antioxidantes. Uno de ellos es el resveratrol, que es altamente antiinflamatorio. Los antioxidantes también combaten el daño oxidativo que conduce a la muerte de las neuronas. Pero aquí está el factor decisivo que se ha descubierto recientemente: los antioxidantes del vino tinto pueden entrar en las neuronas del cerebro y bloquear los desechos de beta-amiloide que genera el Alzheimer. Estos antioxidantes también pueden mejorar la cognición en los animales viejos desintoxicándolos de las placas existentes que envenenaban su cerebro, según los experimentos de la UCLA y de la Facultad de Medicina Mount Sinai de Nueva York.

En una prueba, los investigadores alimentaron a ratones con susceptibilidad al Alzheimer con dos tipos de vino tinto, cabernet sauvignon y muscadine,* ambos con altas concentraciones de los antioxidantes naturales denominados polifenoles. Los dos vinos protegían de los daños cerebrales e incluso invertían sus efectos, ¡y en dosis equivalentes a uno o dos vasos de vino al día de 145 ml! Cuando a los ratones se les dio etanol puro o agua, eso no frenó el deterioro cognitivo o del cerebro.

El vino tinto contiene al menos quince veces más antioxidantes polifenólicos que el vino blanco, según las últimas pruebas.

---

* Uva de la especie *Vitis rotundifolia* con la que se fabrica este tipo de vino, típico del sureste de Estados Unidos. *(N. de la T.)*

¿Qué hacer? Si ya eres bebedor moderado, puede que quieras pasarte al vino tinto. Importante: una media de un vaso de vino al día de 145 ml es suficiente para las mujeres, dos vasos para los hombres. Más cantidad podría aumentar el riesgo de demencia y de otras enfermedades. Si no bebes vino, no empieces sólo con la esperanza de que va a proteger tu cerebro. Puedes conseguir antioxidantes similares tomando mucho zumo de uva negra Concord o zumo de arándano. Sin embargo, no se sabe a ciencia cierta si tienen las mismas propiedades que el vino tinto.

En resumen:
Tu plan contra el Alzheimer

¿Y ahora qué? Confío en que las 100 cosas sencillas que puedes hacer y que te indica este libro te den muchas ideas, pensamientos, planes y esperanzas para reforzar tu cerebro contra las fuerzas que amenazan con destruir tu intelecto y todo tu ser cuando te hagas mayor. Y todavía queda mucha aventura por delante para seguir estimulando tu cerebro.

Por atrevidos y brillantes que puedan ser nuestros grandes especialistas médicos, en el campo de investigación del Alzheimer todavía se hallan en territorio desconocido, con referencias siempre cambiantes, teorías conflictivas, apasionados desacuerdos, excursiones a callejones sin salida y sueños de encontrar claves genéticas, metabólicas y farmacéuticas precisas que revelen los secretos de la enfermedad y hagan realidad las intervenciones y la curación. Es imposible saber dónde nos encontramos exactamente en este viaje.

Tengo el presentimiento de que todavía queda mucho por descubrir sobre la naturaleza básica del beta-amiloide y la tau, el papel de la genética, y el estremecedor potencial de regeneración de las neuronas del cerebro antes de que los científicos descubran las mejores formas de prevenir, retrasar y posiblemente tratar la pérdida de memoria asociada a la edad, la demencia y el Alzheimer.

Eso no significa que tengas que retrasar ninguna acción para reducir tu riesgo personal. Todo lo que hagas puede ayudarte a ganar días, meses o años de memoria intacta y libre de demencia. Pero nadie puede decirte con exactitud qué es lo mejor para ti; no hay ningún plan general para todos, y probablemente nunca lo haya.

Para seguir con la dinámica de lo que más favorece al cerebro, te sugiero que, al igual que he hecho yo, te fabriques tu propio plan de acción, incorporando las formas de cuidar tu cerebro y tu cuerpo que te parezcan mejor para ti. Recuerda: tus neuronas del cerebro se activan e inspiran para crecer sólo cuando dejas de lado el piloto automático y te atreves con la novedad y el esfuerzo intelectual. De lo que se trata es de despertar a algo más de mil millones de neuronas perezosas.

Aquí tienes cuatro áreas de tu vida en las que los expertos creen que puedes hacer importantes avances para conservar la función cognitiva y alejar los síntomas del Alzheimer fuera de tu ciclo de vida. Es una buena idea crear un plan de acción para cada una de ellas.

Parece que nunca es demasiado pronto o demasiado tarde para empezar.

1. Acelera y sorprende a tu cerebro

Es evidente que, cuando estás despierto, has de mantener tu cerebro siempre en estado de alerta, pensando y aprendiendo. La mejor forma de captar la atención de tu cerebro es pensando y haciendo algo *nuevo*. Haz una lista de diez cosas nuevas que te gustaría hacer, luego pruébalas. Aquí tienes parte de mi lista: aprender otra lengua (esto va a ser duro; tengo un récord de fracasos en el pasado en lo que respecta a aprender otros idiomas, salvo en gramática latina en el instituto). Practicar el pensamiento paralelo (me preocupa perder mi percepción de la profundidad). Aprender a descargar y organizar mis fotografías en el ordenador. Ir a un curso de teatro para adultos principiantes. Aprender a meditar de diez a quince minutos al día.

Propónte dedicar tus ratos libres a actividades mentales que estimulen tu cerebro sin que te estresen demasiado. Si ves demasiada televisión, reduce el tiempo que le dedicas. Juega a las cartas o a videojuegos en su lugar, ve a conferencias, toma clases presenciales o por Internet. Y procura aprender algo que siempre te haya gustado, pero que te parecía demasiado difícil. Si haces un esfuerzo mental extenuante, activas tu cerebro y ayudas a que se mantengan vivas las neuronas recién nacidas que de otro modo morirían por falta de estímulo. Por esa razón, aprender ha de ser algo activo: cuanto mayor y más largo sea el esfuerzo mental, en general más le gusta a tu cerebro. Irrumpe en nuevas aventuras mentales de cualquier tipo, intenta pensar fuera de tus encasillamientos.

Para inspirarte te recomiendo *La biblia de la memoria* [Ediciones Urano, 2003] y *iBrain*, de Gary Small, director del Centro para el Envejecimiento de la UCLA. En sus libros, Small explica las técnicas y el aeróbic mental que ha diseñado con sofisticados escáneres cerebrales, para estimular el cerebro sin que resulte estresante o frustrante. Un dato especialmente importante es que ha descubierto que el cerebro se activa cuando se esfuerza para aprender algo o hacer algo nuevo. Cuando las personas juegan a un juego de ordenador por primera vez, los escáneres por TEP muestran una gran actividad cerebral. Pero a medida que se van volviendo más hábiles en el juego, los escáneres van revelando una actividad cerebral mínima mientras lo practican. Por lo tanto, es necesario encontrar nuevas actividades aeróbicas para desafiar a nuestro cerebro. «Busca actividades o tecnologías que sean las adecuadas para tu nivel de dificultad —nos recomienda—. Si el juego es demasiado fácil, no estimulará las conexiones neuronales y te aburrirás. Si es demasiado difícil, te frustrarás y te agotarás.»

El mensaje: descubrir formas nuevas y divertidas de ejercitar y estimular las neuronas cerebrales envejecidas es la clave para fortalecerse contra el Alzheimer.

2. Haz el tipo y la cantidad correctos de actividad física

Nunca dudes del poder de la actividad física para evitar que tu cerebro sea presa de la patología y los síntomas de demencia. Las investigaciones son gigantescas. Algunos estudios generalmente recomiendan el ejercicio aeróbico moderado como el que más puede protegernos. Otros sugieren que el ejercicio vigoroso no siempre es mejor que el moderado. Y existen pruebas de que incluso un poco de ejercicio físico puede evitar que pierdas la memoria y tu mente. Haber sido deportista toda la vida puede darte ventaja, pero nunca es demasiado tarde para beneficiarse del movimiento, aunque al principio sólo sea un poco y vayas aumentando progresivamente.

Las investigaciones todavía tienen que definir un programa de ejercicios antialzheimer universal, detallando cuánto de cada ejercicio es suficiente, y algunas investigaciones realizadas sobre este tema no tienen fundamento. Entretanto, el investigador del Alzheimer Jeffrey Burns, de la Universidad de Kansas, dice que los expertos suelen recomendar al menos 30 minutos de ejercicio aeróbico moderado al día, 5 veces a la semana, durante un total de dos horas y media a la semana. Si te parece demasiado, haz lo que puedas. «Haz 15 minutos 5 días a la semana, hasta que te acostumbres, y luego ve por más», dice Burns. Lo más importante, según él, es crearse el hábito de hacer algún tipo de actividad física cada día. Si es ejercicio aeróbico, mejor que mejor. Sin embargo, también nos dice que ahora muchos expertos afirman que el ejercicio moderado de baja intensidad durante un periodo más largo es casi tan bueno como el de alta intensidad y menor duración, que denominamos aeróbico. Tu cerebro, pues, no está condenado si no consigues el gran reto de estar en «buena forma aeróbica», aunque la mejor prueba de ello que es detener la pérdida de memoria apoya esa meta.

Además, has de incluir algo de entrenamiento de fuerza para fortalecer los músculos, hacer ejercicios que mejoren tu equilibrio y estiramientos para mejorar la flexibilidad. Todo ello reduce el riesgo de demencia. Puedes hacer todo esto en tu propia casa, ir a clase o tener un entrenador personal. Mi programa de actividad física consiste en jugar una hora al tenis en pareja tres veces a la semana, una hora de gimnasio dos veces a la semana, y yoga una vez a la semana, además de caminar y bailar.

Para conseguir un montón de trucos y consejos sobre preparar un programa de ejercicios, te recomiendo que eches un vistazo a los sitios web del Colegio Americano de Medicina Deportiva (www.acsm.org) y del Consejo del Presidente sobre Forma Física y Deportes (www.fitness.gov). Esta última página incluso te da instrucciones precisas para hacer pruebas que te ayudarán a descubrir tu nivel actual de forma aeróbica, fuerza muscular y resistencia, flexibilidad y estadó corporal. También puedes acceder directamente a las pruebas en www.adult-fitnesstest.org.

3. Come los alimentos adecuados y toma suplementos

Comer para evitar el deterioro de la memoria o la demencia significa elegir alimentos de manera inteligente. Aquí tienes quince sugerencias para comer que pueden ayudarte a evitar el deterioro de la memoria y el Alzheimer.

- Si no tienes ninguno, consigue un libro de cocina mediterránea y llévalo a la práctica.
- Utiliza aceite de oliva virgen extra y vinagre como elementos básicos en tu cocina.
- Come pescado azul, como el salmón, el atún o las sardinas, dos veces a la semana o más.
- Deja de comer carne roja, incluido el beicon y los perritos calientes, o cómelos una vez al mes. Sustituye las hamburguesas de vacuno por otras de pavo o vegetarianas.
- Tómate un zumo de frutas cada mañana, y tanto café o té como te vaya bien; si consumes alcohol, tómate un

vaso de vino al día, preferiblemente tinto y con la comida. Una taza o dos al día de chocolate caliente o frío sin leche —rico en flavonoles y bajo en grasas y azúcar— también es bueno para ti.

- Toma una taza de frutos del bosque al día y varía para incluir todos los tipos, especialmente arándanos, fresas y frambuesas.

- Come verduras verdes, de color naranja o de otros colores vivos, una ensalada verde, una fruta (como una manzana) o media taza de fruta fresca al día.

- Come dos o tres yemas de huevo a la semana.

- Toma un puñado de frutos secos cada día.

- Toma casi exclusivamente cereales integrales, pan integral, arroz integral, avena y otros cereales integrales, pasta integral y palomitas de maíz.

- Reduce los alimentos procesados, especialmente los tentempiés como las patatas fritas, los pretzels [especie de rosquillas saladas] y las galletas cracker.

- Toma alimentos con índice glucémico bajo, para que te ayuden a bajar la glucosa en la sangre; revisa los índices de los alimentos en www.glycemicindex. com.

- Reduce las grasas saturadas y trans, el sodio, los hidratos de carbono y azúcares añadidos. Lee cuidadosamente las etiquetas de los productos. No utilices productos lácteos o bien consúmelos desnatados; también puedes sustituirlos por leche de almendra, de soja o de arroz.

- Reduce los refrescos carbonatados (normales y *light*); no tomes más de un par al mes.

- Toma alimentos integrales en lugar de comidas muy procesadas. Las frutas y verduras congeladas sin salsas ni siropes son aconsejables, pues son ricas en nutrientes y antioxidantes.

Decidir qué suplementos vas a tomar es una opción personal y su eficacia depende de muchos factores todavía desconocidos, incluida tu condición nutricional actual, estilo de vida y susceptibilidad genética a la demencia.

Aquí tienes mi opinión de lo que deberían ser tus prioridades:

- Al menos una pastilla «al día de algún complejo vitamínico», o, preferiblemente, un complejo vitamínico que tenga grandes dosis de antioxidantes.
- Asegúrate de que no tienes deficiencia de vitaminas B (especialmente de la B_{12} y ácido fólico) y vitamina D. Si tienes alguna duda, dile a tu médico que te prescriba un análisis de sangre para detectar la posible deficiencia.
- Puesto que hay muy pocas personas que tomen suficiente omega-3, que tan esencial es para el cerebro cuando envejece, toma algún suplemento de aceite de pescado.

Aparte de esto, puedes tomar lo que desees, según tus síntomas o lo que sientas que necesitas. Esto es lo que yo tomo cada día: un suplemento de complejo vitamínico rico en antioxidantes y minerales sin hierro, más la dosis necesaria para lograr un total de 1.000 mcg de B_{12} al día, 800 mcg de ácido fólico, de 2.000-5.000 UI de vitamina D, 200 mg de ácido alfalipoico, 500 mg de acetil-l-carnitina y 400 mg de aceite de pescado DHA. Es muy posible que las investigaciones conduzcan a la verificación científica de fórmulas y bebidas para preservar la cognición y prevenir el Alzheimer. Algunas todavía se están desarrollando y probando.

4. Cuídate

Prácticamente, todo lo que haces, así como lo que sientes y cómo actúas contigo mismo y con los demás, tiene una repercusión en tu vulnerabilidad a la pérdida de la memoria asociada a la edad y los síntomas del Alzheimer. No cabe duda de que sentirse aislado, no tener contacto ni apoyo social, es un factor de riesgo. Lo mismo sucede con estar deprimido, estresado y angustiado. Ser sociable y optimista, tener un amplio círculo de amigos y familiares, y participar en actividades sociales y de la comunidad aumentan nuestra resistencia al deterioro cognitivo. Del mismo modo que te esfuerzas para estar física y mentalmente activo, asegúrate de que también lo estás socialmente. Eso puede suponer un esfuerzo, pero ten presente que a tu cerebro le encantan las relaciones sociales, y las interacciones humanas fomentan el florecimiento de las neuronas cerebrales.

El cerebro tampoco vive feliz aislado del resto del cuerpo. Su bienestar está íntimamente relacionado con todo lo demás, incluida la vista, los dientes, el tiroides, el sistema inmunitario, y especialmente el sistema cardiovascular. Si una parte de tu cuerpo cae en desgracia, es posible que tu cerebro vaya tras ella. No descuides las revisiones oculares y dentales rutinarias, vigila la presión sanguínea, la glucosa en la sangre, el colesterol y el peso. Remediar estos problemas en la mediana edad así como en la edad avanzada, puede reducir espectacularmente tu riesgo de declive de la memoria y demencia. Resumiendo, cuidar de tu salud física y mental ayuda a proteger tu cerebro de por vida.

¿Sigue siendo en parte una cuestión de suerte genética? Por supuesto, y hacer todas las cosas «correctas» no garantiza en modo alguno que puedas evitar la tragedia del Alzheimer. Por eso es imprescindible apoyar la búsqueda de tratamientos eficaces, así como las campañas para paliar el sufrimiento de las personas afectadas y de sus familiares que también viven con la enfermedad.

Sin embargo, el hecho más sorprendente es que muchos de nosotros, incluso los que estamos al borde del abismo, puede que podamos posponer lo suficiente los síntomas graves siguiendo los consejos de los cada vez más numerosos investigadores del Alzheimer que están lanzando la revolucionaria idea de que puede que podamos escapar de lo peor de la enfermedad, haciendo muchas de las cosas que propongo en este libro. Quizás hacer sólo algunas de ellas puede suponer un gran cambio en nuestra vida. Tal como predicen los investigadores, retrasar el inicio del Alzheimer aunque sólo sean cinco años podría salvarnos a la mayoría de llegar a desarrollar esta devastadora enfermedad.

Agradecimientos

Quiero agradecer a todos los investigadores que me han enviado cientos de artículos de las más prestigiosas revistas médicas, que son el pilar de este libro, y también darles las gracias por las entrevistas que muchos de ellos me han concedido recientemente, así como a lo largo de los quince años que he estado escribiendo sobre el envejecimiento y el cerebro. Especialmente a Gregory Cole, director adjunto del Centro de Investigación de la Enfermedad de Alzheimer de la UCLA y unos de los principales defensores de hallar la forma de prevenir dicha enfermedad; Robert S. Wilson, del Centro Médico de la Universidad Rush de Chicago, que ha realizado infinidad de investigaciones sobre la personalidad y el estilo de vida, factores que pueden influir en el Alzheimer; Patricia Boyle y Aron Buchman, también investigadores del Alzheimer de la Universidad Rush, que hablaron conmigo de sus investigaciones; Gary Arendash, de la Universidad del sur de Florida, que siempre aparece con atrevidos e inesperados descubrimientos sobre posibles antídotos contra el Alzheimer, incluida la cafeína; Gary Wenk de la Universidad Estatal de Ohio, que con su característico buen humor me proporcionó una gran cantidad de conocimientos obtenidos de las investigaciones sobre la memoria y las sustancias peligrosas; Brian Balin, de la Escuela de Osteopatía de Filadelfia, que me puso al día sobre las infecciones como posible causa del Alzheimer; John C. Morris, director del Centro de Investigación de la Enfermedad de Alzheimer de la Universidad de Washington en San Luis y autoridad destacada en este campo, con quien comparto haber estudiado en la misma universidad, la Universidad Wesleyan de Ohio, y cuyos colaboradores han contribuido con infinidad de nuevos descubrimientos para prevenir, detectar, diagnosticar y comprender el Alzheimer, incluido David Holtzman y James Galvin, que compartieron conmigo sus investigaciones más recientes; Gary Small, director del Centro para el Envejecimiento de la UCLA, un torbellino de información sobre la tecnología de la imagen para el cerebro y la repercusión de la alta tecnología en él; Suzanne Tyas, de la Universidad de Waterloo en Ontario, que compartió generosamente sus conocimientos sobre la investigación del famoso Estudio de las Monjas; Jeffrey Burns, director del Programa para la Memoria y el Alzheimer de la Universidad de Kansas, que me ayudó a encontrar el consenso de la opinión de los expertos entre innumerables estudios que se contradecían sobre la actividad física y el riesgo de demencia; Rachel A. Whitmer, de la División de Investigación de Kaiser Permanente, California, que me ayudó a comprender la paradoja en los estudios sobre el peso, la grasa corporal y la demencia; Guy Potter, del Centro Médico de la Universidad Duke, que me explicó cómo la ocupación afecta al riesgo de demencia; al recientemente fallecido James Joseph, un inolvidable investigador de la Universidad Tufts, que durante años me ha regalado sus descubrimientos sobre el poder de los arándanos para proteger el cerebro, y con quien he trabajado en la Junta de la Asociación Americana del Envejecimiento; Steven Zeisel, de la Universidad de Carolina del Norte, que me ha estado explicando durante una década el poder de la colina para crear cerebro nuevo, y Richard Anderson del Departamento de Agricultura de Estados Unidos, investigador pionero sobre la diabetes, cuyos descubrimientos sobre el poder de las especias sobre la salud, como la canela, llevan fascinándome desde la década de 1990.

Desde mis conocimientos básicos de los radicales libres y los antioxidantes y sus efectos sobre el envejecimiento del cerebro, me siento muy afortunada de haber sido instruida por grandes pioneros del campo, con quienes mantengo una continuada relación periodística: Bruce Ames, de la Universidad de California en Berkeley; Balz Frei, director del Instituto Linus Pauling de la Universidad Estatal de Oregón, y el reconocido «padre de la teoría de los radicales libres y el envejecimiento»; Denham Harman, profesor emérito de la Escuela de Medicina de la Universidad de Nebraska, que fue mi primer mentor.

También quiero manifestar mi gratitud al fallecido Robert N. Butler, destacado pionero y amigo que cuando estaba haciendo un documental sobre el Alzheimer para la CNN me introdujo en la idea de que esta enfermedad no es una consecuencia inevitable del envejecimiento. Como primer director del Instituto Nacional del Envejecimiento y fundador del Centro Internacional para la Longevidad, Bob Butler tuvo una tremenda influencia en hacer pública la importancia y la promesa de que el Alzheimer se puede prevenir y superar.

Escribir este libro era algo que tenía en mente hace muchos años, pero habría sido imposible que se hiciera realidad tan pronto sin la rápida intervención de mi agente Gail Ross, de Washington, DC, que insistió en ver una propuesta en cuanto le hablé de la idea. Gracias, Gail. Tras mi primera conversación con Tracy Behar de la editorial Little, Brown, tampoco hubo dudas sobre quién iba a publicar el libro. Lo entendió al instante y ha sido un placer trabajar con ella. Gracias, Tracy, y a todo el personal de Little, Brown, que han hecho realidad este libro con tanta energía y alegría.

Centros para el Alzheimer

El Instituto Nacional del Envejecimiento de los Institutos Nacionales de la Salud patrocina treinta Centros para la Enfermedad de Alzheimer en las principales instituciones médicas de todo el país. Su misión es encontrar formas de curar y posiblemente prevenir el Alzheimer y que las últimas investigaciones se traduzcan en mejores diagnósticos y cuidados para los que han desarrollado la enfermedad. En estos centros se encuentran los mejores investigadores del Alzheimer. Sus sitios web contienen información sobre todas las novedades en este campo, así como de los servicios que ofrecen, como evaluaciones médicas de problemas de memoria y el diagnóstico y cuidados del Alzheimer y otras demencias. Los centros también proporcionan información sobre ensayos clínicos de medicamentos, grupos de apoyo, proyectos de investigación clínica y otros programas especiales.

Alabama

University of Alabama Birmingham: 205-934-3847, www.uab.edu/adc

Arizona

Arizona Alzheimer's Disease Center/Banner Sun Health Research Institute: 602-839-6900,
http://www.bannerhealth.com/Alzheimers/
Alzheimers+Institute.htm

California

University of California, Davis: 916-734-5496,
http://alzheimer.ucdavis.edu

University of California, Irvine: 949-824-2382,
www.alz.uci.edu

University of California, Los Ángeles: cuatro clínicas proporcionan los diagnósticos más avanzados y servicios de evaluación a pacientes con problemas de memoria. 310-794-3665, www.EastonAD.ucla.edu

University of California, San Diego: 858-622-5800,
http://adrc.ucsd.edu

University of California, San Francisco: 415-476-6880,
http://memory.ucsf.edu.

University of Southern California: 323-442-7600,
http://adrc.usc.edu.

Florida

Florida Alzheimer's Disease Center/Byrd Alzheimer's Institut: 866-700-7773, www.floridaadrc.org.

Georgia

Emory University: 404-728-6950,
www.med.emory.edu/ADC

Illinois

Northwestern University: 312-926-1851,
www.brain.northwestern.edu.

Rush University Medical Center: 312-942-3333,
www.rush.edu/radc

Indiana

Indiana University. 317-278-5500,
http://iadc.iupui.edu

Kentucky

University of Kentucky/Alzheimer's Disease Center: 859-257-1412,
www.mc.uky.edu/coa/clinicalcore/Alzheimercenter.html

Maryland

Johns Hopkins University: 410-502-5164, www.alzresearch.org

Massachusetts

Boston University: 888-458-2823,
www.bu.edu/alzresearch

Massachusetts General Hospital/Harvard Medical School:
617-726-3987, http://madrc.org

Michigan
University of Michigan: 734-936-8764, www.med.umich.edu/alzheimers

Minnesota
Mayo Clinic (también en Rochester, MN, y Jacksonville, FL): 507-284-1324,
http://mayoresearch.mayo.edu/alzheimers_center

Missouri
Washington University: 314-286-2683,
http://alzheimer.wustl.edu

Nueva York
Columbia University: 212-305-2077,
www.alzheimercenter.org

Mount Sinai School of Medicine: 212-241-8329, www.mssm.edu/research/centers/alzheimers-disease-research-center

New York University: 212-263-8088, www.med.nyu.edu/adc

Carolina del Norte
Duke University Medical Center: 866-444-2372,
http://adrc.mc.duke.edu

Oregón
Oregon Health and Science University: 503-494-6695,
www.ohsu.edu/xd/research/centers-institutes/neurology/alzheimers

Pensilvania

University of Pennsylvania: 215-662-7810,
www.uphs.upenn.edu/ADC

University of Pittsburgh: 412-692-2700,
www.adrc.pitt.edu

Texas

University of Texas Southwestern Medical Center: 214-648-3239, www.utsouthwestern.edu/alzheimers/research

Washington

University of Washington: 800 317 5382,
www.uwadrc.org.

Wisconsin

University of Wisconsin: 866-636-7764,
www.wcmp.wisc.edu

Nota sobre las referencias científicas

Al escribir el presente libro, realicé largas búsquedas en Internet sobre publicaciones médicas en PubMed, el compendio de revistas científicas más extenso del mundo, administrado por los Institutos Nacionales de la Salud. También busqué en los sitios web de las revistas médicas individuales, centros de investigación académicos, agencias gubernamentales, asociaciones médicas profesionales, principales diarios, revistas y blogs especializados en el cerebro, neurología, geriatría y Alzheimer. Participé en «webinarios» *online* y en videoconferencias sobre las últimas investigaciones científicas acerca del inicio, el progreso, el diagnóstico y la epidemiología del Alzheimer, y en las prometedoras intervenciones para retrasar, detener o incluso invertir sus síntomas y patología.

Entrevisté a muchos eminentes investigadores del Alzheimer por teléfono y por correo electrónico sobre sus investigaciones. También consulté muchos libros sobre el Alzheimer y temas afines.

El número de estudios que he leído y con los que he contado para conseguir información y consejo durante los aproximadamente diez años que he estado recopilando información sobre la prevención del Alzheimer se cuentan por miles, y enumerar todas las partes de ellos sería una labor que superaría la intención y el contenido de este libro.

Para los lectores que estén interesados en buenas referencias científicas que respalden la información de este libro, he enumerado más de 200 artículos de revistas médicas que se pueden encontrar en mi sitio web en PubMed, www.jeancarper.com. Con esas referencias, puedes ver los resúmenes y artículos en www.pubmed.gov. Todos los resúmenes con las conclusiones son gratuitos, como lo son algunos artículos. Para otros artículos completos hay que pagar para descargarlos.

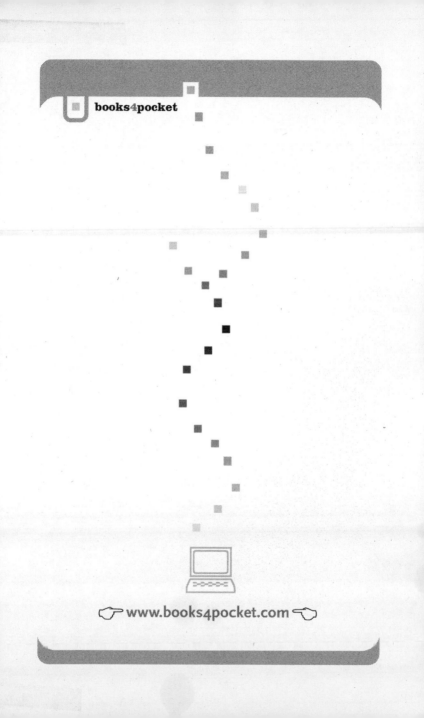

books4pocket

www.books4pocket.com